新説・臓器再生

幹細胞を活かす
アノ手・コノ手・身近な手

医学博士 星野泰三 著

青月社

推薦のことば

未来を開く三種の神器

帯津三敬病院 名誉院長 帯津 良一

腸内環境に幹細胞に東洋医学となるとまさに健康の三題噺です。

著者の星野泰三さん、またまたやりましたねと讃嘆の念を禁じ得ません。

じつはこの三題噺はわがホリスティック医学の目指すところにあり、ひいては理想の医学の根幹でもあるからです。

からだ、こころ、いのちが一体となった人間まるごとをとらえる医学がホリスティック医学ですが、からだは見たとおりの細胞が集まり臓器が集まった個物です。

いのちとは内なる生命場のエネルギー、そして、こころは内なる生命場の情況が脳細胞をとおして外部に表現されたものと考えるならば、人間は個物と場の二つの要素から成っていることになります。

因みに個物とは感性に直接与えられ、このもの、あのものという一個的性格を持つものなのに対して、場とはある限られた空間にある物理量が分布している状態で、電磁場、重力場の類ですが、生命に直結する物理量の場合に生命場と呼んでいるのです。

個物の根幹は一個の幹細胞で、これから多様な細胞が分化し、その相互作用によって見事な反応体系が作り上げられます。しかも、この多様化と機能獲得の際の決定因子は、まさしく自己という場への適応であるといいます。(『免疫の意味論』多田富雄著　青土社)

限りない可能性を秘めた幹細胞の力を十二分に発揮させるのは、じつは内なる生命場だったのです。なかでも大事なのが腸内環境の場です。百種類、百兆個の細菌類が作り出す場のエネルギーには測り知れないものがあるように、ここはなんといっても非自己から自己を守る水際作戦の場。水際には強力な免疫システムが配備されています。いわゆる腸管免疫です。

かくして、幹細胞、腸内環境の場のエネルギーそして腸管免疫が相俟って、私たちは真の健康を手にすることになります。そして、そのための方法論として漢方薬や気功に代表される東洋医学が台頭して来ます。内なる生命場のエネルギーが生命。このエネルギーが何らかの理由で低下したとき、これを回復すべく本来的に　生命場に備わった能力が自然治癒力。生命と自然治癒力を合わせたものが生命力と　すれば、生命力の高揚をはかるのが東洋医学だからです。

ここに来て三題噺が三種の神器のように思えてきました。未来を開く霊験あらたかな三種の神器に。

まえがき

臓器修復・若返りのためには、「幹細胞」とそれを取り巻き、育む「幹細胞」周囲の環境が重要です。

具体的には、老廃物の排除・善良成長因子群・豊富な栄養素と、それらを支える豊かに流れる血流やリンパ流が、「幹細胞」を育んでくれます。

そこで本書では、総論で「幹細胞」と体の環境に大きく影響する腸内環境に焦点をあてました。さらに、体全体が大切という観点から「幹細胞」を体の中心と捉えながら、「気・血・水」が三大構成要素として体全体を支えるという私流の東洋医学的健康観に見方を広げています。

そして、各論で「お悩み」ごとに対して説明し、「アノ手・コノ手・身近な手」を紹介しています。さらに、最終章に「奥の手」も付加していますので、自分のライフスタイルに合わせて参考にしていただければ幸いです。

2020年6月吉日

星野泰三

Part 2
細胞培養上清液で体がよみがえる
アノ手

Part 3

気・血・水が生命活動をつくっている

コノ手

Part 4

漢方の知恵で体がよみがえる

身近な手

Part 5

奥の手

「幹細胞」を活かす治療法

Part 1

腸内細菌が体をコントロールしている

1 腸内細菌が人の健康を左右している

腸内細菌はバランスが大切

最近、「腸内環境」や「腸活」ということが盛んに言われるようになりました。美容や健康のために腸活を始めたという方もいらっしゃると思います。

私たちの腸内（大腸内）の細菌は500～1000種類、培養できない菌を入れると5万種類にものぼり、すべてを含めて600～1000兆個の細菌が群れをなして棲《す》んでいます。そして、この腸内細菌たちのひしめき合っているようすが、お花畑のように見えることから、これを腸内フローラ（腸内細菌叢《ちょうないさいきんそう》）と呼んでいます。

腸内細菌の中には、人に良い影響を与える「善玉菌」、反対に悪い影響を与える「悪玉菌」、さらに善玉菌が優勢だと良い働きをし、悪玉菌が優勢だと悪さをする「日和《ひより》見菌《みきん》」がいます。

この大きく分類された3種類の腸内フローラのバランス「7（日和見菌）：2（善玉菌）：1（悪玉菌）」によって、腸内環境が決まります。つまり、腸内環境が良い状態というのは、善玉菌が優勢に働いている状態だということです。

善玉菌の代表はビフィズス菌、乳酸菌、酪酸産生菌《らくさんさんせいきん》など、悪玉菌の代表はウェルシュ菌、ブドウ球菌、大腸菌（有毒株）など。日和見菌にはバクテロイデス、大腸菌（無毒株）、連鎖球菌などがあります。

善玉菌であるビフィズス菌や乳酸菌は、酢酸や乳酸といった有機酸をつくり出して腸をきれいにする働きや、ビタミンの合成、消化吸収の補助などの作用があります。また、酢酸や乳酸は腸内を酸性に傾けるため、感染防御に働きます。

酪酸産生菌は、腸管の免疫を調

腸内フローラが脳へ情報伝達

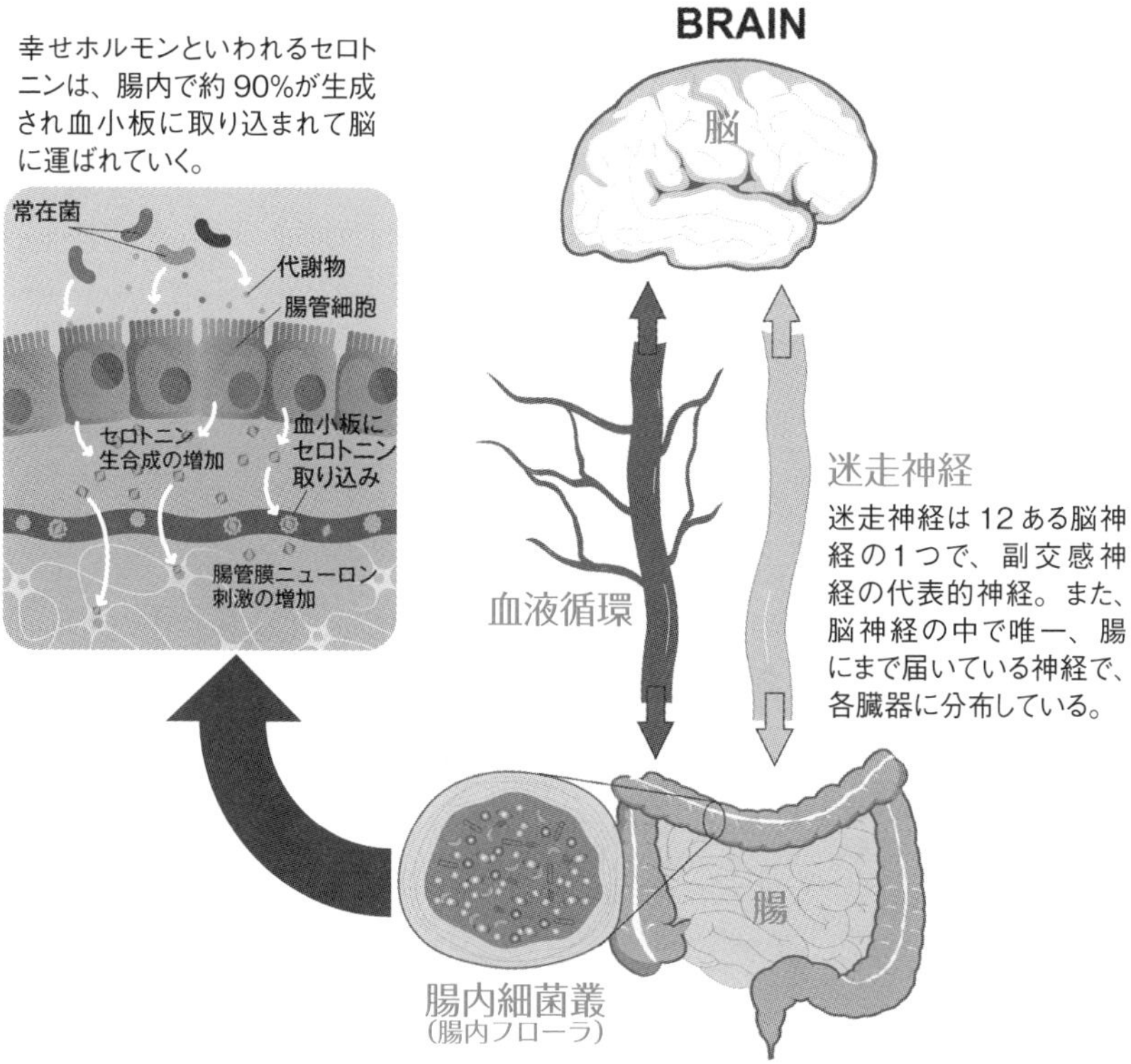
BRAIN
脳
幸せホルモンといわれるセロトニンは、腸内で約 90%が生成され血小板に取り込まれて脳に運ばれていく。
常在菌
代謝物
腸管細胞
セロトニン生合成の増加
血小板にセロトニン取り込み
腸管膜ニューロン刺激の増加
迷走神経
迷走神経は 12 ある脳神経の1つで、副交感神経の代表的神経。また、脳神経の中で唯一、腸にまで届いている神経で、各臓器に分布している。
血液循環
腸
腸内細菌叢
(腸内フローラ)

整し、炎症を抑えたり、腸粘膜の機能を正常化してくれます。

ところが、腸内に悪玉菌が増えてしまうと、大量の有害物質がつくられ、直接大腸に障害が起きたり、その毒素が血流を介して体中を駆け巡り、さまざまな病気を引き起こしたりします。

例えば、大腸がんや乳がん、肥満、糖尿病、さらには花粉症やアトピー性皮膚炎などのアレルギー症状にも腸内細菌が影響していることが報告されています。

腸内細菌がサインを出している

さらに最近、腸内細菌には驚くべき力があることがわかってきました。それは、腸内細菌が腸粘膜に「サイン」を送っているということ。

そして、そのサインによって、私たちの健康状態が左右されているということです。

私たちが口から摂《と》り入れた食べ物は、消化管（口腔《こうくう》、咽頭、食道、小腸、大腸）を通過する間に、徐々に小さい分子に分解され、腸内で必要なものは吸収され、不要なものは排泄《はいせつ》されます。

大腸の役割は、小腸で消化吸収された食べ物の残りカスを一時的に貯蔵し、余分な水分を吸収してほどよい固さの便をつくる、いわば便の加工工場ですが、このとき小腸からは消化吸収しきれなかったものも送り込まれてきます。この未消化の食べ物を分解してくれるのが、実は腸内細菌なのです。

腸内細菌は、未消化物を分解するとき、さまざまな物質をつくり出し、私たちはそれを健康に役立てています。そして、その中のいくつかの物質が、腸粘膜へのサインの役目をしていることがわかったのです。

このサインが「良いサイン」なら、腸粘膜は活性化します。反対に「悪いサイン」の場合は、腸粘膜は衰えてしまい、ときに出血することもあります。

このように、どのようなサインかによって、腸粘膜の状態に変化が起こるのです。

食べもので変化するサイン

どんなサインが出るかは、その人が「何を食べるか」、「どんな腸内細菌がいるか」で決まります。

例えば、野菜なのか、肉なのか、あるいは脂肪でも動物性脂肪なのか、植物性脂肪なのか……というように、食べたもので出るサインは変わってきます。逆に、同じ魚、同じ肉、まったく同じものを食べたとしても、そのときに棲んでいる腸内細菌によって、やはり出るサインは違ってきます。

少し前までは、健康的な食事を摂ることが最重要といわれていました。もちろんそれも大事ですが、それ以上にいま注目されているのが、どのような腸内細菌がいるかということなのです。

つまり、それほど食べ物に気をつかっていなくても、腸内細菌の質が良かったら、とてもいい影響を与えられるということです。でも、どんなにすばらしい健康食でも、腸内細菌の質が悪ければ、悪いサインしか出てきません。

食事の内容もさることながら、要は、腸内細菌を健康にしなければダメということなのです。

大腸に食べ物が入ってくると、腸内細菌は腸粘膜にサインを送ります。実はこのサインのパワーは非常に強いものなのです。

そこで活躍するのが粘液です。粘液は、粘膜の細胞がつくり出すネバネバの液体で、これがサインのクッションになるのです。つまり、粘液があることによって、豪速球のようなサインが力を弱められ、ゆるゆると伝わっていくのです。

② 腸内環境が崩れると病気が始まる

腸の粘膜は細菌を防御している

大腸の中を覗《のぞ》いてみると、一番外側に粘膜の層があって、次に分厚い粘液層がそれを覆っています。

腸内細菌はどこにいるかというと、その粘液層の向こう側（腸管の内側のほう）。つまり、粘膜と腸内細菌は、粘液によって隔てられているのです。

前項でお話ししましたように、

ですから、もし粘液層が異常をきたしてしまうと、粘膜にサインがダイレクトに伝わるようになり、粘膜が傷ついて、粘膜の機能が低下してしまいます。そして、粘膜の機能が低下すると、腸内フローラも乱れてきます。

もう1つ、粘液には重要な働きがあります。それは、腸内細菌が腸粘膜に直に触れることを防ぐ役割です。

腸内細菌は、私たちが自分では消化できない食べ物を体にいい栄養物質につくり変えるなど、人間のために働いてくれる存在ですが、「細菌」に違いはありません。その細菌が腸粘膜に触れるということは、とても危険なことなのです。

粘膜の組織は、いわば体の内外を隔てる壁です。体にとって有害なものを排除するバリア的な役割を果たし（バリア機能）、さらに消化管粘膜では、必要な栄養物を選んで吸収するという大事な役割を持っています。つまり、腸内細菌が粘膜に触れるということは、体の中（血液の中）にそれが侵入してしまうということなのです。

それを防いでいるのが粘液層。粘液層があるおかげで腸内細菌は粘膜に入ってこられなくなっているのです。

健康な状態では、「体（宿主）」と腸内細菌は出合っていないのです。

●●●粘液層が崩れると腸内細菌が攻撃される

ところが、何らかの原因で粘液層が崩れると、腸内細菌が粘膜に接近してきます。すると、粘膜近辺にいる、自然リンパ球と呼ばれる免疫細胞が出動してきて、腸内細菌を攻撃します。これを免疫応答といいますが、免疫応答が強く起こると、その結果として腸炎を起こし、その他さまざまな炎症性の病気のリスクも高まります。

自然リンパ球は、いわば腸内細菌を体の中に入れないための第2の砦《とりで》です。しかし、やはり第1の砦の粘液層で、腸内細菌たちの侵入を防ぐことが一番です。

そのためには、粘液の分泌を増やすこと。粘液は、多糖類とタンパク質が結合したムチンなどの成分でできていますから、ムチンを多く含んだオクラや納豆、ヤマイモ、ナメコ、モロヘイヤなど、ネバネバ食材を取り入れるのも役に立つでしょう。

③ 歯周病も腸内環境に悪影響を与える

歯周病は自覚症状のない「静かなる病気」

歯周病は、歯ぐきに炎症が起こる病気の総称です。歯ぐきは、表面を覆う歯肉、その奥の歯根膜、さらに奥の歯槽骨、セメント質で構成されていて、健康な歯ぐきは歯との間に隙間がほとんどなく、内部に細菌が入り込むのを防いでいます。

ところが、歯が十分に磨けていないと歯垢《しこう》（プラーク）がたまり、その中の歯周病菌が繁殖して、歯ぐきに炎症を起こします。これが歯周病です。そして、炎症が歯肉に限定されているときには歯肉炎、それ以上進行すると歯周炎（歯槽《しそう》膿漏《のうろう》）と呼ばれることになります。「硬いものを食べたとき、歯に痛みを感じる」、「歯磨きをすると、よく出血する」、こんな経験があったなら、それはもしかすると、歯周病の諸症状かもしれません。

また、歯周病は「サイレント・ディジーズ（静かなる病気）」ともいわれ、当初は痛みなどの自覚症状がほとんどない病気。気づかないうちに症状が大きく進行していることもあるので、要注意です。

腸内フローラのバランスを崩す歯周病菌

この歯周病が、腸内環境にも影響することが、最新の研究によって明らかになってきました。食べ物や飲み物を飲み込むと、唾液と一緒に口の中の細菌も胃や腸に流れ込んでいきます。

実は、口の中にいる細菌の病原性（体に悪く働く性質）はとても弱いのですが、歯周病菌は別です。歯周病菌が腸に流れ込むと、腸内フローラに棲みついてしまい、フローラのバランスが大きく崩れてしまうのです。

つまり、善玉菌が減って、悪玉菌が増えてしまった状態です。

腸内フローラのバランスが崩れると、腸のバリア機能が低下します。そして、自然リンパ球の力も及ばなくなると、血中に歯周病菌の毒素が入り込み、その量がどんどん増えていきます。

そうすると、体のあちこちで炎症を起こしたり、炎症を加速させたりすることになります。

例えば、血管に炎症が生じると、それをきっかけに血管の内皮機能の低下による障害や、血管壁の脂肪沈着、さらに血管の沈着物が壊れて傷となると、そこに血液が固まって血栓ができます。これが動脈硬化や心臓発作、脳梗塞《のうこうそく》です。

その他、2型糖尿病、関節リウマチ、肥満、非アルコール性脂肪肝、がんなども、歯周病が影響を及ぼすといわれています。

ですから、「腸活」には、十分な口腔ケアも欠かせないのです。

4 腸内環境とがん免疫は深い関係

腸内細菌がリンパ球療法の効果を増強する

腸内フローラは、がん治療の分野でも注目を集めています。それは、リンパ球療法や、ニボルマブ（商品名オプジーボ）、イピリムマブ（同ヤーボイ）など免疫チェックポイント阻害剤と呼ばれる免疫新薬、あるいは抗がん剤の効きが、腸内フローラや特定の細菌種の有無によって決まることがわかってきたからです。

例えば、LPS（リポ多糖）というある種の腸内細菌の成分は、リンパ球療法の効果を増強します。また、ビフィズス菌はニボルマブの、バクテロイデスという菌種はイピリムマブの抗がん効果を増強。グラム陽性細菌は、シクロフォスファミド（商品名エンドキサン）という抗がん剤の効きがよくなることがわかっています。

ゲノム解析（遺伝情報の解析）の技術の進展によって、こうしたことが次々と明らかになってきています。

便移植実験で証明された免疫療法の結果を左右する効果

腸内フローラの違いが免疫療法の効果を左右することが、次のような「便移植（腸内フローラ移植）」による実験でも証明されています。

それは、がん細胞を移植した、まったく同じ条件のマウスを2つのグループに分けて、一方のグループには免疫チェックポイント阻害剤がよく効いた人から採取した腸内フローラを移植し（奏効例便移植群）、もう一方のグループには効かなかった人の腸内フローラを移植し（非奏効例便移植群）、その後、免疫チェックポイント阻害剤をマウスに投与するというものです。

結果は、奏効例便移植群のマウスのがんは抑えられましたが、非奏効例移植群のマウスのがんは、どんどん大きくなりました。

つまり、免疫チェックポイント阻害剤の効果を増強する腸内細菌がいるかいないかということが、免疫療法ではとても重要だということなのです。

これは人間でも、まったく同じことがいえます。免疫チェックポ

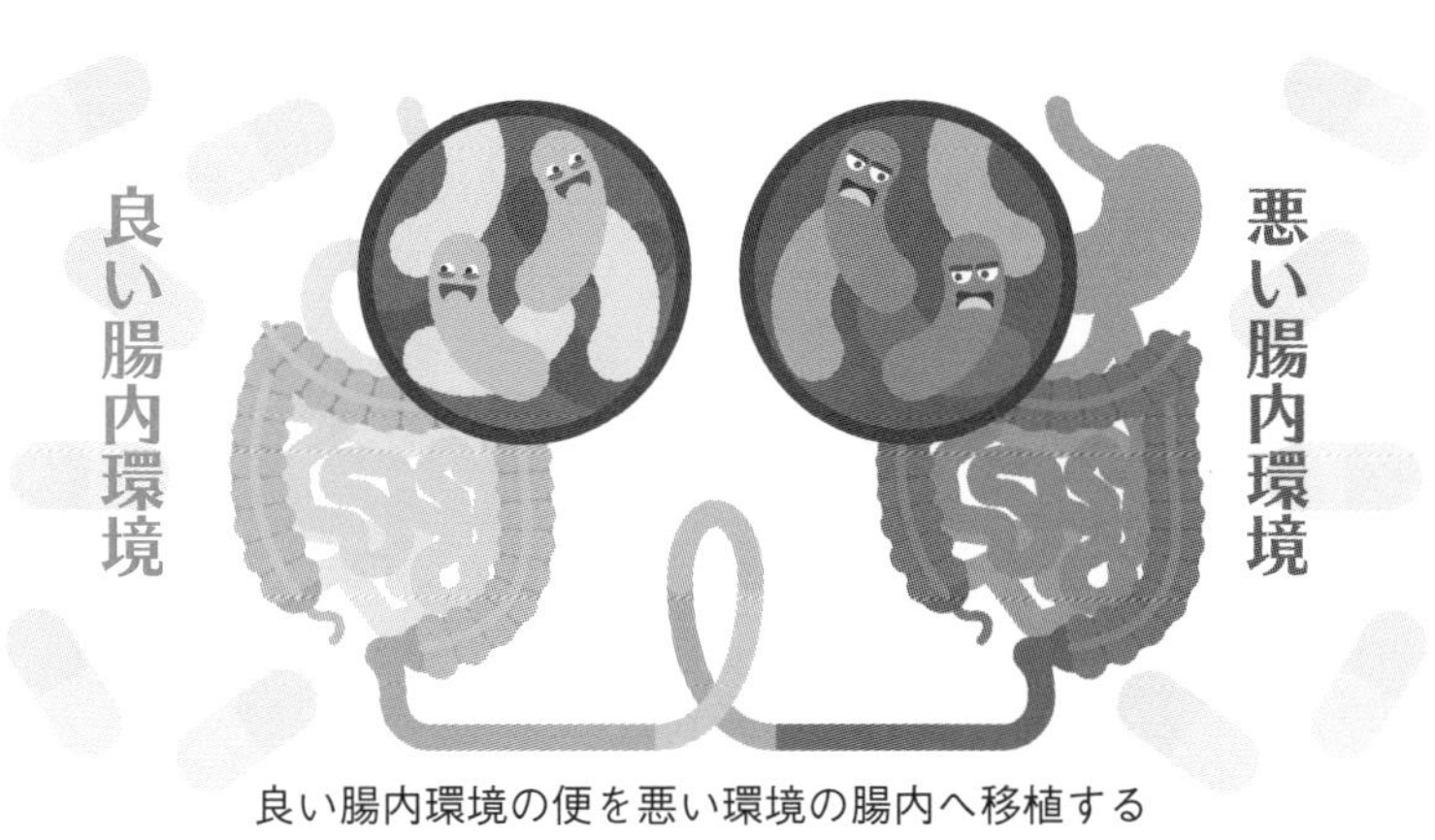

良い腸内環境の便を悪い環境の腸内へ移植する

イント阻害剤が効かなかった人も、効く人の腸内フローラを移植すると効くようになるのです。（便移植については25ページ参照）

5 腸管IgA抗体は有害物を防いでいる

腸は免疫器官の役割もある

腸管の主な働きは消化吸収ですが、もう1つ、免疫器官としての役割もとても重要です。

多くの病原菌は口から入り、腸などを通して体の中に入り込みます。これらの侵入物から身を守るために、腸管には体の中で最大級の免疫器官が配置され、免疫細胞や抗体の数は全免疫の60％以上を占めているのです。

ちなみに抗体とは、侵入してきた病原体にくっついて、これを無力化するように働く免疫物質です。

そして、腸管免疫系で最も多くつくられているのが「IgA（免疫グロブリンA）」という抗体です。

腸粘膜の細胞（上皮細胞）には、上皮間リンパ球という免疫細胞があり、さらに小腸の粘膜層にはたくさんの免疫細胞が集中し、パイエル板という組織を形成しています。

IgAは、これらの免疫細胞たちが病原菌や毒素などの抗原に対してつくり出す抗体。免疫細胞たちはIgAを使って、腸に侵入してくる有害物が腸粘膜を超えて体内に入るのを防いでいるのです。

また、IgAは、免疫系の過剰な活性化や、それに伴う組織の破壊を防ぐ働きもしています。

さらに、IgAは腸内細菌を強制的にコントロールできる免疫物質であり、腸内環境を良い状態に保つために、重要な役割を担っています。

IgAをつくれないCVID（分類不能型免疫不全症）という病気がありますが、このCVID患者の腸内フローラを調べてみると、健康な人に比べて多様性が低下し、善玉菌が減少、悪玉菌が増加していることがわかりました。

つまり、IgAがないと腸内フローラはバランスを崩し、腸内環境が大きく乱れてしまうのです。

反対にIgAが十分にあれば、悪い腸内細菌は抑えられ、腸内に善玉菌が定着するように働きます。このように、腸内環境の健康を維持するためには、IgAはなくてはならないものなのです。

●●● 赤ちゃんは母乳に守られている

ところで、生後すぐの赤ちゃんは、母乳のIgAに守られていることをご存知ですか？

母乳――とくに産後数日間に出る初乳にはIgAがたっぷりと含まれていて、まだ体を守る機能が備わっていない生まれたばかりの赤ちゃんは、それを飲むことによって感染から守られているのです。この「母子免疫」のしくみに着目して開発されたものに「免疫ミルク」があります。

腸内の悪玉菌デトックスには、この免疫ミルクの飲用もお勧めです。ただし日本では、明治時代からの不思議な法律で、牛の初乳（産後1日目のもの）は食品として扱えないことになっています。ですから、市販されている免疫ミルクは、産後2～3日の牛乳を濃縮したものです。

6 便移植で腸内環境と体が変わる

●●● 腸内環境を劇的に改善する便移植

これまでのお話からもわかるように、私たちの健康は腸内環境＝腸内フローラの良《よ》し悪《あ》しにかかっています。では、悪い腸内環境を良くするにはどうしたらいいでしょうか。前項の免疫ミルクも一方法です。でも、それは一朝一夕というわけにはいきません。

そこで、今注目されているのが「便移植（腸内フローラ移植）」です。便移植というと、「えっ!?」と思われるかもしれませんが、眉をひそめるような治療ではありませんから安心してください。欧米を中心に、最近行われている新しい治療法です。

「便移植」は、健康な人の便に含まれている腸内細菌を病気の患者さんに移植する治療法です。ドナー（便の提供者）には事前に各種の検査を行い、移植して問題がないかを調べます。具体的には、採血や採尿などから得られた検査の数値が良好で、遺伝的にも問題がなく、ゲノム解析の結果、腸内細菌の状態もいい、そういう人の便を選定します。

ただし、ここで重要なことは、移植を受ける患者さんの症状や病気によって、必要な腸内細菌のタイプも違うということ。例えば、弱った肝臓を元気にしたいなら、肝臓が強い人の便を選定しますし、肺を元気にしたい、心臓を元気にしたいというのなら、肺機能の状態が良い人、心機能の状態が良い人の便を選定します。

採取した便は、精製して菌液に。これを対象患者さんの大腸内に移植します。

移植後は経過観察を行い、腸内細菌が良好に生着したか確認していきます。

ちなみに、腸内細菌は無数に増えるので、欧米では細菌をタイプ別に冷凍保存しておいて、その中から、それぞれの患者さんの目的に応じて選んで使う、というシステムがとられています。

でも、日本では、知らない人の便を移植することに拒否感がある人が多いため、親族や配偶者、または患者さん本人が指定した友人、知人の中でピックアップした人のものを使っています。

簡単になった便移植

従来からの移植の方法は、大腸

簡単にできるようになった便移植

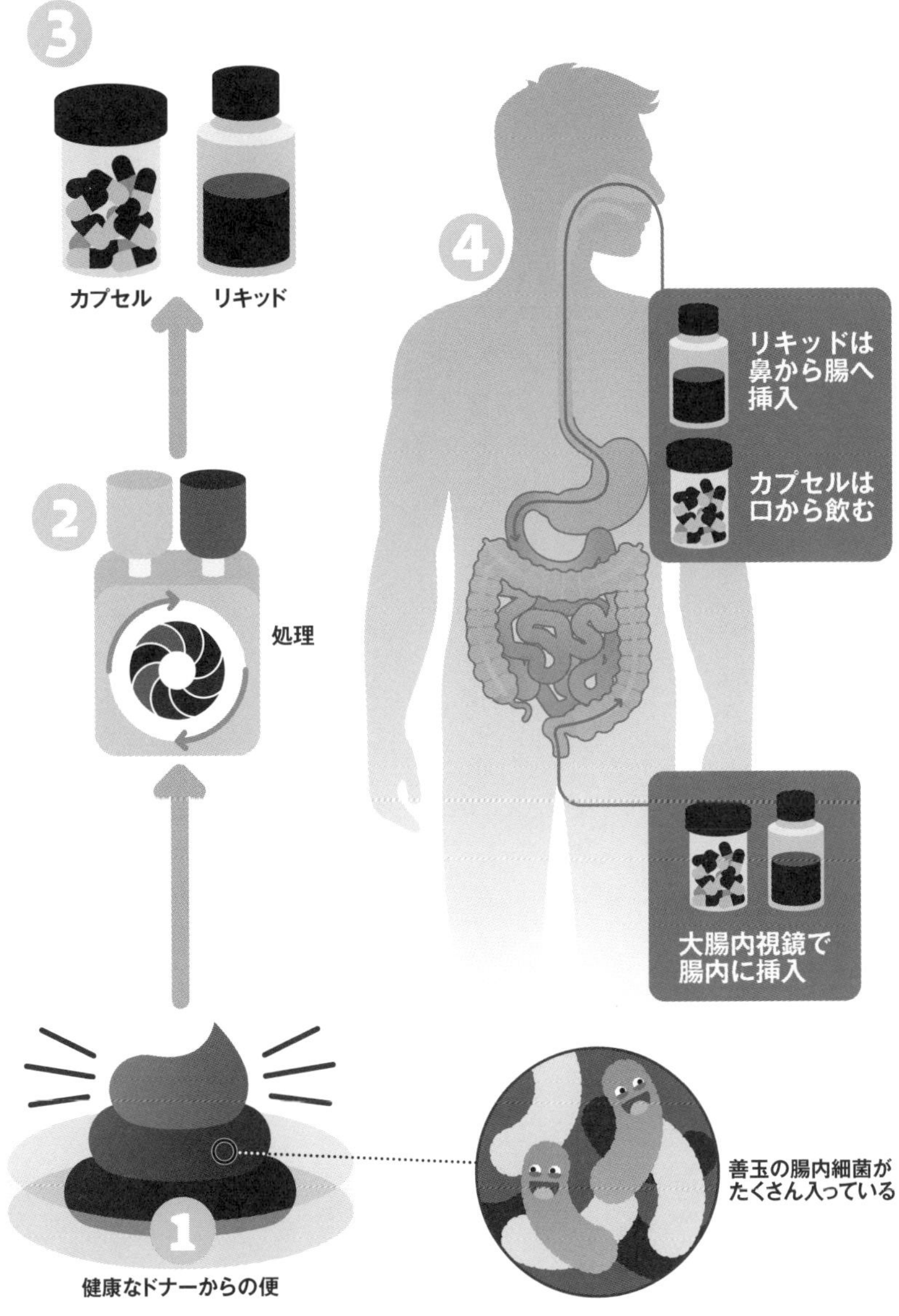

これが便移植のカプセル

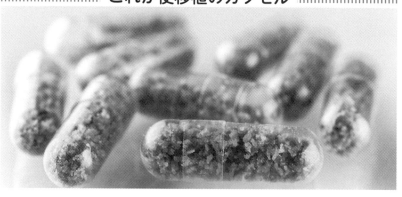

ファイバー（内視鏡）を使って、上行結腸という大腸の始まりの部分から菌液を入れます。

でも、この方法は、大腸全体に菌液を行き渡らせなくてはいけないので、そう簡単なことではありません。そこで、現在では大腸ファイバー以外の方法によるさまざまな試みが進められています。

そして、その1つがカプセル化。カプセル化した凍結菌液を飲むことで、安全かつ簡単に便移植ができるようになったのです。

この飲むカプセルには、発熱の副作用がありますが、他の重篤な副作用は確認されていません。

意外に思われるかもしれませんが、便移植はすでに紀元4世紀に中国で行われたという書物があり、Ge Hong（葛洪）という学者が食中毒または急性の下痢症に対して、健常人の便を投与しています。欧米では、近代医学の時代に入り、1958年にBen Eisemanらの外科医が偽膜性腸炎の患者に便移植を行っていますが、その後、あまり注目を集めることはありませんでした。

そして、便移植が再び表舞台に帰ってきたのはつい最近、2013年以降のことです。

日本でも、いくつかの施設で臨床研究が進められていて、すでに藤田医科大学病院などでは便移植外来が設置され、クローン病、潰瘍性大腸炎、クロストリジウム・

ディフィシル感染症、非特異性多発性小腸潰瘍症、腸管ベーチェット病、慢性偽性腸閉塞《ちょうへいそく》症、小腸内細菌異常増殖症、薬剤抵抗性過敏性腸症候群といった病気の治療が行われています。

便——腸内細菌は、今、世界中が注目する研究対象なのです。

7 悪玉菌は老化を加速させる

3～4歳までの食べ物は大切

腸内環境を良くすることは、健康長寿につながります。

お母さんのお腹の中にいる胎児の腸内には、細菌はまったくいません。

ですから、誕生した赤ちゃん（新生児）が初めて排泄する便は通常無菌です。ところが誕生の翌日には、ほとんどの赤ちゃんの便の中に細菌が出現します。赤ちゃんは、生まれてくるとき母親の産道を通ってくるので、そのときに細菌が入ったり、空気中に浮遊する細菌などが入り込み、それがたちまち繁殖して棲みつくのです。

最初に認められる細菌は、大腸菌、腸球菌、乳酸桿菌《かんきん》、ブドウ球菌などですが、不思議なことにこれらは徐々に減っていき、生後5日目頃にはビフィズス菌が最優勢となり、赤ちゃんの腸内フローラのバランスはほぼ安定します。

その後、離乳して固形食や食べ物の種類が増えていくと、急激に腸内フローラも変化していきます。そして、3～4歳でほぼ成人と同じ腸内フローラに変化します。

ですから、3～4歳までの食べ物は、とても大事なのです。

超プチ断食でケトン体というエネルギーを使う

そうはいっても、時計の針を巻

き戻して、その頃の食生活をやり直すことはできません。では、どんな方法があるのでしょう。

大人になって腸内環境を変えるには、1つには前項でお話しした「便移植」という方法があります。でも、これはまだハードルが高いかもしれません。病気がある場合にのみ、検討すべきでしょう。

そして、もう1つ、私がお勧めしたいのが「断食」です。本格的な断食は時間的な制約などもあって、なかなかできませんが、週末などに行う1~2日の「プチ断食」や、日没以降、水以外のものを摂らない「超プチ断食」なら、比較的やりやすいのではないでしょうか。

とにかく、お腹がすいている時間をつくることが大事です。

善玉菌は食物繊維、オリゴ糖、悪玉菌は炭水化物、糖分が好き

腸内細菌には好物があります。善玉菌が好きなのは、食物繊維やオリゴ糖などですが、悪玉菌は、ご飯やパン、甘いお菓子などの糖質や、肉などの動物性タンパク質、脂肪が大好きです。

ところが、超プチ断食で、夜間に食べ物が入ってこなくなると、それらがカットされることになります。すると血糖値を維持するために肝臓に蓄えられているグリコーゲン（多糖）がグルコース（ブドウ糖）に分解され、利用されます。

このグルコースは、何も食べないと通常8時間ほどで、すべてなくなるといわれています。

グルコースがなくなると、筋肉や脂肪細胞に蓄えられている中性脂肪が肝臓に集まってきて、分解されてケトン体というものになります。そして、このケトン体が新たなエネルギー源として、体の必要なところで使われるようになるのです。

考えてもみてください。これは体にとって危機的な状態です。本来、エネルギー源として使っているグルコースが枯渇して、脂肪から代替エネルギーをつくらなければいけないのですから。

こうした危機的な状態——飢餓

状態で大きなダメージを受けるのが、実は腸内細菌の悪玉菌なのです。悪玉菌は大好物のエサがなくなり、勢いを失うことになるのです。断食をした後、腸内がきれいになるのはこのためなのです。

悪玉菌は、主にタンパク質を分解して、毒性のアンモニアやアミン、硫化水素などの有害物質や発がん物質をつくり出します。前にもお話ししましたが、これらの物質は腸から吸収され、血液を介して全身へ運ばれます。そして、それが少しずつ体内に蓄積されて、健康を害するリスクが徐々に高くなっていきます。

さらに、悪玉菌の増加は、老化を加速させる大きな要因です。ですから、いつまでも健康で若々しくあるためには、意識して腸内フローラのバランスを整えておくことが大切です。プチ断食や超プチ断食は、そのための好手段といえるでしょう。

悪玉菌が減少して、善玉菌が増えると、今まで荒れていた肌がきれいになってきます。血管や臓器も若返ります。炎症が起こりにくくなるので、病気のリスクも低くなります。

腸を整えて、アンチエイジングを実現させましょう。

Part 2

幹細胞培養上清液で体がよみがえる

アノ手

1 幹細胞は自己複製能と多分化能がある

これらはお母さんの子宮の中で進み、それぞれの細胞がほぼ自分の役割を果たせるようになると、胎児は赤ちゃんとして生まれてくるのです。

この過程で、細胞がそれぞれの役割に応じて成長することを「分化」といいますが、胎児や新生児の体の中には、まだ役割が決まっていない細胞＝「未分化細胞」がたくさんあります。この未分化細胞こそが「幹細胞」なのです。

幹細胞は、ほかの細胞には見られない2つの能力があります。

1つは「自己複製能」で、これは幹細胞が分裂して2つの細胞が生じた際に、1つを自分と同じ幹細胞にする能力。

もう1つは「多分化能」といって、分裂したもう片方の細胞を異なった役割を持った細胞に分化させる能力です。

また、幹細胞は「全能性幹細胞」、「多能性幹細胞」、「組織幹細胞」に分類することができます。

全能性幹細胞は、その個体すべての遺伝子情報をコピーできるいわば万能細胞。これは受精卵が発生してからほんのわずかな期間のみ与えられた能力です。つまり、全能性幹細胞は、受精から約2週

●●● 幹細胞というのは役割が決まっている細胞のこと

私たちの体は、約200種類、37兆個の細胞が集まって構成されています。そして、その始まりはたった1個の受精卵です。受精卵が細胞分裂によって「胚《はい》」になり、さらに細胞分裂を繰り返してさまざまな細胞に成長し、同じ働きをする細胞同士が集まって組織をつくります。組織が組み合わさって器官をつくり、器官が集まって器官系をつくっていきます。

間以降には遺伝子のプログラムによって、多能性幹細胞になるのです。

そして、多能性幹細胞は、私たちの体のほとんどの細胞に分化できる幹細胞で、組織幹細胞の元になります。

細胞が再生する仕組み

決められた内臓や器官、組織で、寿命を迎えた細胞のかわりに新しい細胞をつくっているのが組織幹細胞です。

組織幹細胞には、「神経系の細胞をつくる神経幹細胞」、「皮膚の細胞をつくる上皮幹細胞」、「肝臓の細胞をつくる肝幹細胞」、「血液系の細胞をつくる造血幹細胞」、その他「生殖幹細胞」、「間葉系幹細胞」、「骨格筋幹細胞」、また胎児の血液に含まれている「臍帯血《さいたいけつ》幹細胞」など、存在している組織や臓器、役目によって、種類が分かれています。

そして、私たちがケガをしたり、病気になったりして、細胞（体細胞）が傷ついたり、死んでしまったりすると、組織幹細胞はそれらの細胞の修復や補充をします。そうすることで組織幹細胞は、私たちの健康を維持しているのです。

例えば、皮膚に傷を負ったとします。するとそこからＳＯＳ信号が出て、組織幹細胞は皮膚に分化する細胞を供給し、同時に成長因子を出して、損なわれた細胞を再生します。

ただし、大火傷《おおやけど》や大ケガなど、かなり広範囲にわたって細胞が損傷した場合には、組織幹細胞の手に負えないこともあります。

なぜなら、組織や臓器に存在する組織幹細胞は、一定のエリアを担当していて、そのエリアを超えたところまでは力が及ばないからです。

残念ながら、私たち人間は年をとるに従って、再生能力が失われていきます。

例えば、赤ちゃんの肌はみずみずしくて、仮にケガをしてもほとんど傷が残らず、きれいに治ります。

これは、赤ちゃんの頃にはたくさんあった組織幹細胞の数が、加齢に伴ってどんどん減っていくからです。

　つまり、幹細胞が1人でカバーできる範囲は限られていますから、幹細胞の数が少なくなってしまうと、その分、カバー仕切れないエリアが増えてしまいます。高齢者の傷や骨折がなかなか治らないのも、シワができるのも、これが大きな原因です。

　でも、いくら高齢でも、幹細胞がまったくゼロということはありません。ほんの少しかもしれませんが、再生能力はあります。その再生能力を増幅させるのが、次にお話しする「幹細胞培養上清液」です。

② 究極の若返り！ 幹細胞培養上清液

幹細胞培養上清液で組織幹細胞が活性化する

「幹細胞治療」という言葉を聞いたことがあると思います。

　私たちの体を構成している細胞は、日々の入れ替えとあわせ、ケガや病気、老化などによっても損なわれていきます。その細胞の修復を担っている自身の組織幹細胞を培養して、体内へ戻す（移植する）ことで組織を再生するのが従来の幹細胞治療です。

　一方、今、最も注目されている治療法として、「幹細胞培養上清液」治療が挙げられます。これは若い元気な人の組織幹細胞を培養して、その際つくり出される液性成分（培養上清液）を用いる治療です。

　組織幹細胞は、サイトカイン、ケモカイン、エクソソーム、成長因子といった多種多様な生理活性物質（体内のさまざまな生理活動を調節したり、影響を与えたり、活性化したりする物質）を分泌しています。その生理活性物質がたっ

幹細胞で若返りを実現！

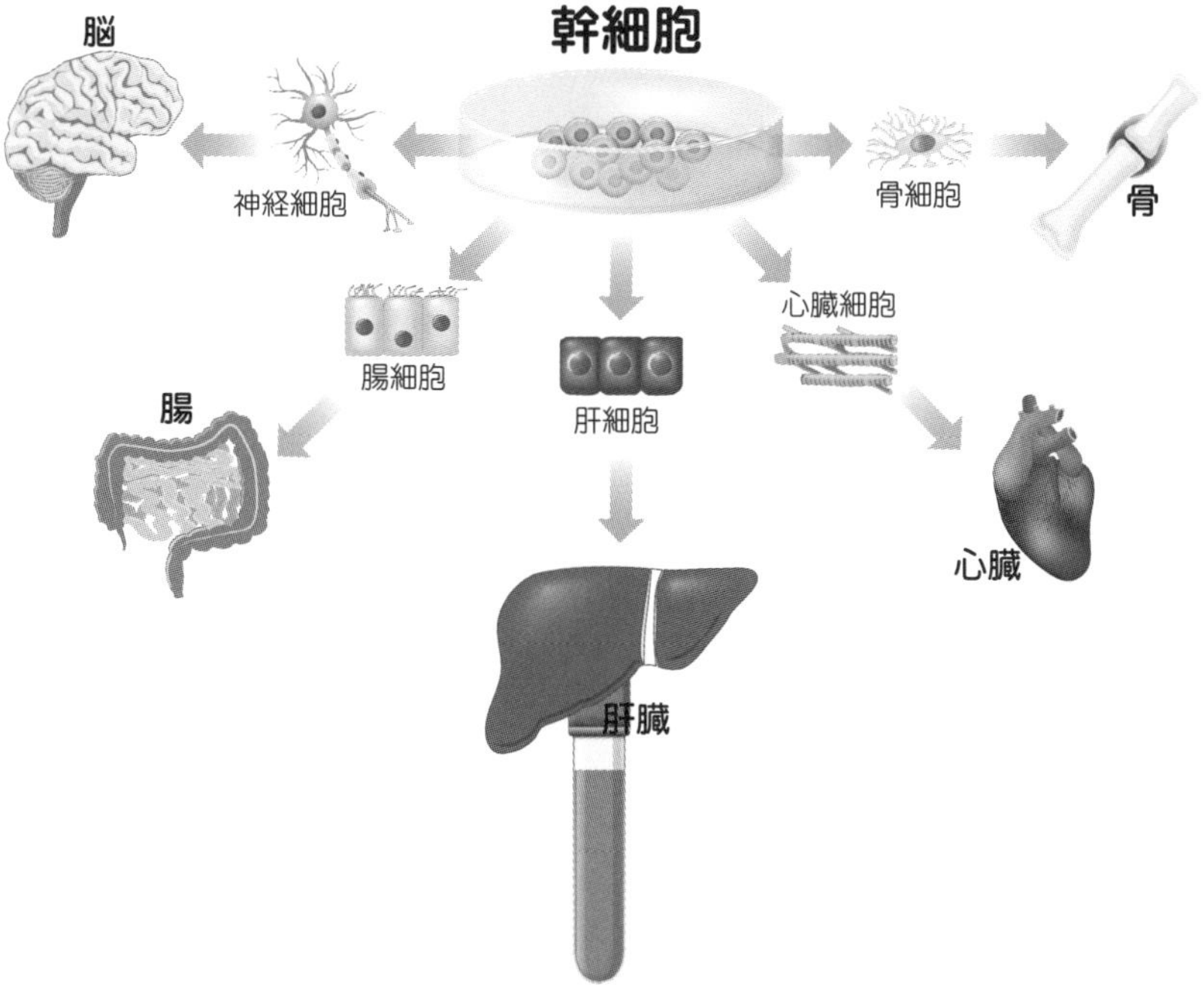

培養上清液をつくる

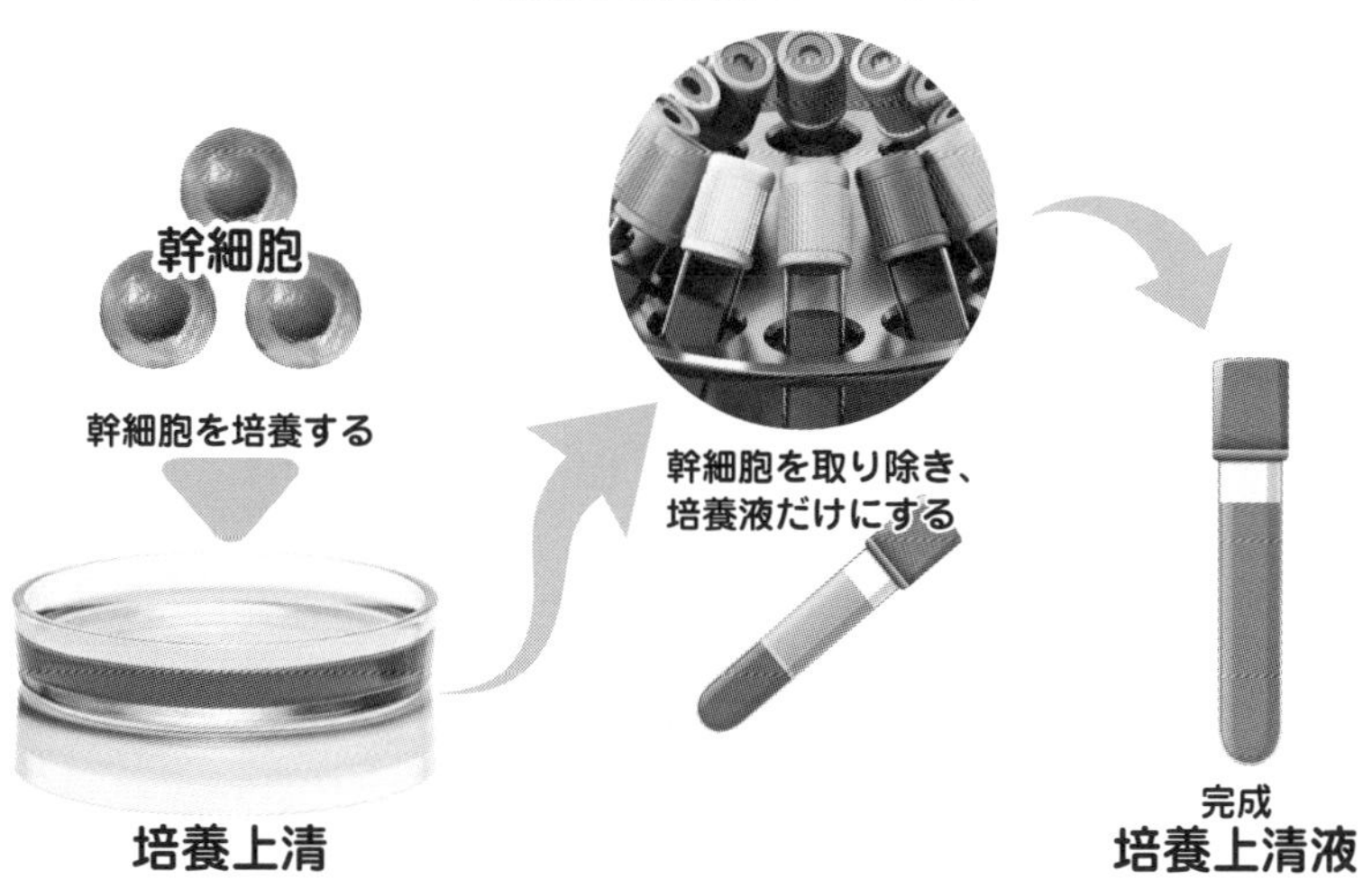

ぷり入った上清液を患者さんに投与することで、ＳＯＳが発せられているエリアの組織幹細胞が活性化し、なおかつ幹細胞から分化した体細胞の分裂も活発になって、損傷した組織を再生してくれるのです。

幹細胞そのものを移植する治療では、移植した幹細胞ががん化するリスクや、拒絶反応が起こるなどのリスクがありますが、幹細胞培養上清液にはそのようなリスクがありません。また、量産が可能で、コストも比較的低く抑えられるため、現在はこの上清液を利用した治療の実例検証が積極的に行われています。

上清液の特徴と作用

幹細胞培養上清液は、「間葉系幹細胞」からつくられています。

この間葉系幹細胞は、骨髄、脂肪組織、胎盤・臍帯組織、歯髄などに存在し、どこにあるかによってそれぞれ特徴があります。ですから、その上清液に含まれる生理活性物質にも特徴があり、作用も異なるといわれています。

では、ここで主な間葉系幹細胞の特徴を見てみましょう。

骨髄由来幹細胞

骨髄の中では造血幹細胞を支える役割をするので、白血球など免疫細胞系の働きを高め、炎症を抑制する作用が強い。

脂肪由来幹細胞

真皮（表皮と皮下組織の間の皮膚の層）をつくる線維芽細胞（コラーゲンやエラスチン、ヒアルロン酸をつくり出す細胞）、脂肪細胞、血管内皮細胞、筋肉細胞などへの分化能が高い。

臍帯由来幹細胞

骨細胞、軟骨細胞、脂肪細胞、神経細胞への分化が可能。また、増殖能力も高い。

歯髄由来幹細胞

骨髄由来幹細胞と比べると、増

殖能力と骨再生能力が高く、神経成長因子の分泌量が多い。

現在、この間葉系幹細胞培養上清液の分野で、とくに注目されているのが「乳歯髄由来幹細胞培養上清液」です。乳歯髄由来幹細胞培養上清液は、他の間葉系幹細胞の上清液と比べ、とくに多くの種類と量の生理活性物質を含むことが報告されています。

３ 治療効果をアップさせる細胞の周辺環境

上清液治療の効果をアップする体液

幹細胞培養上清液を用いた治療を効果的に行うには、幹細胞を取り巻く環境を整えることが大事です。

それには、まず、「体液」の流れを良くすることです。

飲料水などで摂った水分は、腸から吸収され、血液などの体液となって、全身をたえず循環しています。そして、細胞に酸素や栄養分、ホルモン（作用物質）を送り届け、不要な二酸化炭素や代謝老廃物（細胞のゴミ）を肺、肝臓、腎臓、脾《ひ》臓《ぞう》などに運搬しています。

また、体液には体温を維持する働きや、新陳代謝がスムーズに行われるよう、体液の性状を一定に保つ（環境維持）働きもあります。

ところが、この体液の循環がスムーズにいかなくなると、１つひとつの細胞に必要なものが十分に供給されなくなり、不要物もうまく処理されなくなってしまいます。そんな状態では体細胞は活力を失い、傷ついた臓器の細胞修復を担う組織幹細胞も元気に働くことができません。

ですから、血流をはじめとする体液の流れを良くすることが、とても大切なのです。

体に溜まった重金属をデトックス

有害物を排除することも重要です。有害物は、組織幹細胞のじゃまをして、傷ついた臓器の回復力を弱めてしまうのです。

私たちは、食事、皮膚、呼吸などから、知らず知らずのうちに有毒な物質を体の中に溜《た》め込んでしまっています。例えば、マグロ、カジキなど、大型魚に凝集される水銀や、海藻に含まれるヒ素、日本人の主食の米に含まれているカドミウム、家屋内の鉛管や古い塗料などに使われている鉛など。これらはいくら気をつけていても、完全にシャットアウトすることは不可能です。

そのためデトックス、つまり溜まった毒を積極的に「排出」する必要があるのです。

さらに、ビタミン、ミネラルをたくさん摂ることも有効です。ビタミンとミネラルは「細胞代謝」に深く関与していて、これらが不足すると細胞代謝が正常にできなくなります。

また、代謝は、栄養素（糖質、脂質、タンパク質）が生命を維持するために必要なエネルギーに変わるときや、筋肉、骨、皮膚などに変わるときに必要な材料を合成するために生体内で起こるすべての生化学反応の総称ですが、そのさまざまな代謝も、ビタミン、ミネラルがあってはじめて円滑に行われます。そして、その代謝がうまくいくことによって、体液も本来の働きをすることができるのです。つまり、幹細胞にとっても働きやすい環境が整うということです。

このように、体内環境を整えながら幹細胞培養上清液を投与することで、上清液はさらに大きな力を発揮します。

しかも、上清液のすごいところは、自分自身も仕事をしやすくするため、環境を整えるように働くということです。この相乗効果によって、損傷した組織、臓器の著しい回復が期待できます。

4 体の悩みには幹細胞培養上清液が超効果的

幹細胞培養上清液は患者への負担が少ない

項目2でも少し触れましたが、幹細胞培養上清液による治療には、数多くの利点があります。

まず、がん化のリスクがないこと。また、生きている幹細胞とは違って大量生産が可能で、液体であることから凍結保存ができ、凍結乾燥すれば粉末にもできます。

さらに幹細胞を移植する場合は、培養に時間がかかるため、病気を発症してすぐには使うことができませんが、保存ができる培養上清液なら、迅速に対応することができます。

しかも、幹細胞移植の方法は静脈注射に限られるため、特別な施設で専門医による治療が必要です。それに対して培養上清液は、点鼻薬や塗布薬としても使え、患者さんの負担が少なくてすみます。

幹細胞培養上清液は、治療が難しいとされているさまざまな病気に対し、改善効果が期待されます。

なかでもアルツハイマー型認知症については、すでに臨床試験によって、大きな効果をもたらしています。

アルツハイマー型認知症は、アルツハイマー病が原因で起こり、日本では認知症全体の70～80%を占めています。

年単位でゆっくり進行するため、いつ発症したのかわかりにくく、深刻な物忘れや迷子になって、初めて気づかれるケースも少なくありません。

その後、病状が進行し、徘徊《はいかい》、幻覚、妄想などが多く見られるようになり、末期になると認知機能が著しく障害され、会話は成り立たず、家族が誰であるかもわからなくなり、寝たきりにまで至ります。

実は、アルツハイマー病の原因

は、いまだに解明されていません。最も有力な説は、老化に伴って脳の中に「アミロイドβ」という神経細胞に対して毒性を発揮するタンパク質が蓄積され、それによって老人斑が形成されて、脳の神経細胞の性質が変化し（変性）、次第に脳が萎縮していくというものです。

アルツハイマー型認知症の治療薬は、日本では現在4種類が使われていますが、いずれも根治可能な薬ではありません。

ところが、アルツハイマー型認知症の患者さんに、乳歯歯髄幹細胞培養上清液を投与すると、認知能力が顕著に改善し、アミロイドβによって引き起こされる炎症反応を抑え、神経細胞を再生させるための脳の環境を整えることがわかったのです。

脳梗塞や糖尿病の治療にもおおいに期待されている

脳梗塞や糖尿病の治療にも、効果が期待できます。

脳梗塞は、血栓と呼ばれる血の固まりが動脈をふさいでしまい、脳に酸素や栄養素を運ぶ血液がそこから先へ流れなくなって、脳の神経細胞が壊死《えし》するというもので、常に日本人の死亡原因の上位を占め、後遺症が残った場合には約15％が寝たきりになってしまう深刻な病気です。

動物実験では、乳歯歯髄幹細胞培養上清液を投与した脳梗塞モデル動物は、運動能力がほぼ完全に回復し、梗塞部周辺の細胞が保護され、新しい血管がつくられていることが確認されています。

糖尿病は、血糖値が適正値よりも高い状態が慢性的に続く病気です。インスリンをつくっているのは膵臓《すいぞう》のβ細胞と呼ばれる細胞ですが、1型糖尿病はこのβ細胞が障害されてインスリンをつくれなくなった結果、発症します。

一方、2型糖尿病は、遺伝的要因に運動不足や食べ過ぎなどの生活習慣が加わって発症すると考えられていますが、はっきりとした原因はまだわかっていません。インスリンの働きが悪くて血糖値が下がらない場合（インスリン抵抗性）と、分泌そのものが減っている場合（インスリン分泌低下）があり、治療は食事療法と運動が中心ですが、効果がない場合は、血糖値を下げる薬を用います。

こうした糖尿病の新しい治療法として期待されているのが、幹細胞培養上清液です。

糖尿病モデル動物に乳歯歯髄幹細胞培養上清液を投与した実験では、インスリンをつくるβ細胞が増えて、膵臓が分泌するインスリン量が増えたと報告されています。このことは上清液がそのβ細胞を直接保護し、機能を高める効果があることを示しています。

上清液を使った治療で、期待される病気はたくさんある

他にも、幹細胞培養上清液の治療効果が期待できるものとして、次のような病気や症状があります。

肝機能障害

乳歯歯髄幹細胞培養上清液は、炎症を抑え、組織を再生するための環境を整える働きがあるため、肝機能障害に対しても、優れた治療効果があります。

関節リウマチ

慢性の炎症で、関節の痛みや腫れが見られる関節リウマチ。乳歯歯髄幹細胞培養上清液は、この関節の症状と、軟骨や骨の破壊を改善することがわかっています。

腎機能低下

乳歯歯髄幹細胞培養上清液は、炎症性サイトカイン（生理活性物質）ができるのを抑制し、傷害を受けた腎臓の治癒を促進することが認められています。

慢性肺気腫

乳歯歯髄幹細胞培養上清液は、炎症を抑える因子や、肺の再生に関与する多様な因子を含んでいるため、肺気腫に対しての治療効果も示唆されています。

花粉症、アトピー性皮膚炎

花粉症やアトピー性皮膚炎などのアレルギー疾患は、免疫の異常によって起こる病気です。幹細胞培養上清液には、免疫機能を抑制したり、正常な働きに戻す作用があるので、これらのアレルギー疾患にも効果を発揮します。

ちなみに、花粉症では、培養上清液の投与によって鼻粘膜の炎症症状の著しい改善が、アトピー性皮膚炎では、培養上清液の塗布によって、湿疹《しっしん》が消失し痒《かゆ》みも改善されたことが報告されています。

肌の美容

深刻な病気以上に期待が大きいのが、幹細胞培養上清液の美容への応用です。マウスの実験では、培養上清液の投与により、肌のコラーゲン線維が増え、ヒアルロン酸も増えて、シワが改善することがわかっています。

これは、肌の幹細胞に培養上清液が作用して、新たに角化細胞に分裂していき、コラーゲン線維をつくり出しているからです。

老化現象の最たるものは肌の衰えですが、培養上清液はその老化した肌細胞の再生に効果が期待できるのです。

更年期障害、不妊症

更年期障害は、男女ともに加齢などによる性ホルモンの低下によって起こります。幹細胞培養上清液は、その低下した性ホルモンの分泌量を増やす働きがあります。

また、培養上清液は卵巣機能を高めるため、女性の卵巣機能が原因の不妊症にも効果があると考えられます。

薄毛

毛髪は、大きく「毛幹」と「毛根」に分けられます。毛幹は頭皮から外に出ているところで、普段、私たちが「髪の毛」と言っている部分。毛根は、毛穴に埋まっている部分で、その最深部には「毛球」があり、毛球の根っこの部分に「毛乳頭」があります。

また、毛根は「毛包」と呼ばれる鞘《さや》のようなもので包まれています。この毛包の周りには毛細血管が張り巡らされていて、髪に必要な栄養素や酸素などを供給しています。

毛髪には寿命があって、「成長期」、「退行期」、「休止期」からなるヘアサイクル（毛周期）に沿って生え変わっています。成長期には毛乳頭を取り囲んでいる「毛母細胞」で髪の毛がつくられ、次の退行期になると、毛母細胞の分裂が衰えるため、徐々に髪の毛の成長も緩やかになっていきます。その後、毛母細胞の分裂が停止し、休止期に入り、髪の毛が自然脱落（抜け毛）します。そして、実はこの間に、奥では新しい髪の毛の製造準備が着々と進められているのです。

ところが、何らかの原因でヘアサイクルが乱れると、髪の毛の成長が阻害され、生えてくる髪の毛の太さ、長さ、形状などに問題が生じます。薄毛となるのはこうした理由からです。

幹細胞培養上清液は、このヘアサイクルを正常化することが確認されています。上清液を頭皮注射で投与することによって、毛髪が再生します。

これまでの多くの育毛剤は、毛母細胞を増やしたり、男性ホルモンの作用を抑えることを目的としていましたが、幹細胞培養上清液は、直接的にヘアサイクルを調整する育毛剤としての可能性が考えられるのです。

以上、お話ししましたように、幹細胞培養上清液は、難病治療から美容医療まで、多くの可能性を秘めています。有効性や安全性ということを考えれば、再生医療の今後を担うのは、幹細胞培養上清液ではないかと、私は考えています。

Part 3

コノ手

気・血・水が生命活動をつくっている

1 東洋医学から見た体の成り立ち

五臓六腑は体の基本的機能単位

広い意味での東洋医学は、トルコ以東のアジア圏における伝統的医学全般を指し、インドのアーユルヴェーダやイスラム圏のユナニー医学、チベット医学、中国伝統医学などを含んでいます。

しかし、一般的には中国伝統医学＝東洋医学と捉えられており、中国で起こった鍼灸や漢方薬などによる治療を指します。

古代中国で生まれたこの中国伝統医学は、朝鮮半島に渡って韓医学に、さらに日本には7～8世紀に伝来し、漢方医学（和漢方）として発展してきました。

東洋医学では、人体の基本的機能単位を「五臓六腑」といい、その性質と機能から、五臓は「肝《かん》」、「心《しん》」、「脾《ひ》」、「肺《はい》」、「腎《じん》」の5つの臓（「心包」を加え六蔵とする場合もある）、六腑は「胆《たん》」、「胃《い》」、「小《しょう》腸《ちょう》」、「大腸《だいちょう》」、「膀胱《ぼうこう》」、「三焦《さんしょう》」に分けられています。

この五臓六腑は、解剖学的にも現代医学の内臓とほぼ同じものですが、実は、考え方や機能は現代医学の内臓とは、まったく違うものです。

では、五臓六腑の主な働きを以下で簡単に説明しましょう。

なお、気《き》、血《けつ》、水《すい》という言葉が出てきますが、それについては後で説明いたします。

五臓　肝　心　脾　肺　腎

肺

東洋医学でいう肺も、現代医学と同様に呼吸器系の機能ですが、それだけでなく皮膚や鼻、喉、気管支などの働き、体温調節機能や免疫機能も含みます。

主な働き

◎呼吸器系の機能を司る。
◎皮膚や鼻、喉、気管支、肺臓などをコントロール。
◎感染症などを防ぐ免疫機能をコントロール。
◎体内の水分循環をコントロール。
◎毛穴の開閉や発汗による体温調節。

心

心は、生命の根本を担う臓器で、血を司《つかさど》り、血を全身に循環させるほか、精神活動の中心となると考えられています。

また、心は小腸と表裏関係を持ち、舌と最も密接な関係を持っています。さらに、心は血を司ることから、汗は心と関連する液とされています。大量の汗をかいた後に心臓がドキドキしたり、緊張などにより冷や汗をかいたりするのも、心が汗と関係していると考えられています。

主な働き

◎血を全身に行き渡らせる（血液循環系の機能を司る）。
◎脳や精神活動をコントロール。
◎汗をコントロール。

肝

肝は、現代医学の肝臓と同じ場所を示しています。病気に対して抵抗する機能を発揮する臓器で、血を貯蔵し、全身の血の分布を調整します。さらに、中枢神経系（自律神経）の活動とも関係があります。

主な働き

◎新陳代謝をコントロール。
◎血を貯蔵（蔵血作用）。
◎筋腱《きんけん》、筋膜、靭帯《じんたい》、爪、目の機能を調節。
◎精神活動がスムーズに行えるようにコントロール（気の流れを調整する作用）。

脾

脾は、現代医学の胃腸と脾臓の場所を指し、次の４つの機能により、生命活動の根幹を支えています。

脾の働きが悪くなると、消化吸収がうまくいかず、食欲不振や下痢を起こしやすくなります。また、味覚異常や口内炎、口臭など、口に症状が現れやすいと考えられています。

脾と胃は表裏の関係にあり、お互いに影響しあっています。

主な働き

◎胃の作用を補助。
◎飲食物の消化、吸収、運搬を行う。
◎栄養を吸収して、心気で気血をつくり、栄養物質を全身に送る。
◎血が脈管内に流れるように導き、血が脈外にあふれるのを防ぐ。

腎

腎は、生殖器、ホルモン系、中枢神経系、造血系などの機能を含む生命エネルギーの貯蔵庫と考えられています。このエネルギーは成長や発育、生殖のために使われるため、腎が弱いと慢性病や更年期障害、不妊などが起こりやすくなります。

一方、腎は、現代医学の腎臓と同じ水分代謝の働きもしています。肺や脾も水分代謝の働きがありますが、やはり主役は腎です。また、腎と膀胱《ぼうこう》は表裏関係にあるため、腎が弱ってくると排尿困難、尿漏れ、夜間頻尿などが現れ、それとともに精力減退などの症状が起きてきます。

主な働き

◎生命エネルギーの貯蔵庫としての役割を持つ。
◎成長、発育、生殖をコントロール。
◎泌尿器系の機能をコントロール。
◎水分代謝を調整。
◎空気を体内に深く吸い込む作用（納気作用）を持つ。

胆

胆は六腑とともに「奇恒《きこう》の腑《ふ》」にも属しています。奇恒の腑とは、五臓六腑のほかに内臓を構成しているもので、脳《のう》、骨《こつ》、髄《ずい》、脈《みゃく》、胞《ほう》宮《きゅう》（女子胞）、そして胆。このため胆はほかの六腑にはない特色を持っています。

胆機能が低下すると、決断力が鈍ったり、物事に怯《おび》えたりするということが起こります。また、胆汁の貯蔵や分泌に異常をきたし、口が苦い、消化不良を起こすなどの症状が現れます。さらに、胆汁がきちんと小腸に排出されず、全身の皮下に広がると黄疸《おうだん》症状が出ます。

主な働き

◎物事を判断して、決断を下す力を司る。
◎胆汁の貯蔵と小腸への分泌を行う。

胃

胃は、口から摂った飲食物を最初に受け入れ、初歩的な消化をし、小腸に送る働きをします。

機能が低下すると食欲不振を招き、さらにゲップ、嘔吐《おうと》などの諸症状が現れます。

主な働き

◎飲食物を受け入れる機能（受納）を持つ。
◎飲食物を細くして粥《かゆ》状にする働きがある。
◎粥状になった飲食物を小腸に送る働きがある。

小腸・大腸・膀胱

小腸は、胃から送られてきた飲食物を受け取り（受盛）、それをさらに消化し（化物）、必要なもの（清）を脾の作用によって全身へ届け、不要なもの（濁）を大腸に送ります。

大腸は、小腸が分離した残渣《ざんさ》（濁）の中の余剰水分と養分を吸収して、便をつくって排泄します。

膀胱の働きは、腎による体液調整の結果、生成された尿を貯留し、排泄することで、機能が低下すると、排尿異常が生じることがあります。

主な働き

◎小腸は、受盛、化物、清濁の3機能を持つ。
◎大腸は、小腸から送られてきた残渣の水分を吸収して、便をつくる。
◎膀胱は、蓄尿と排尿の機能を持つ。

三焦

三焦は、形があるのかないのか

ということも含め、その見解は現代中医学でも統一されていませんが、古書に見られる三焦の記述には、

①体幹の区分法

②体幹を区分したうえでのその部位の機能

③水液や気の輸送路

などがあります。

体幹区分としての三焦は、上焦、中焦、下焦からなり、上焦は、舌下から胃の入り口までを指し、心と肺の働きも含み、中焦は、胃の入り口からへそまでを指し、胃、脾、小腸の一部の働き、下焦はへそ以下から陰部までを指し、肝、腎、小腸の一部、大腸、膀胱の働きも含むとされています。

しかし、現代においては水や気などが運ばれるルートと考えられており、西洋医学のリンパ系に当たるとする見解もあります。

「胆」の項目でお話ししましたように、五臓六腑のほかに「奇恒《きこう》の腑《ふ》」と呼ばれる腑があります。

奇恒の腑とは、骨《こつ》、髄《ずい》、脳《のう》、脈《みゃく》、胞宮《ほうきゅう》、そして胆の6機能。「奇恒」とは「普通とは異なる」という意味で、これらは腑でありながら、臓に似た性質を持っています。

そもそも、臓は気などを生み出したり、貯め込むもので、腑は飲食物を消化、吸収、排泄するものです。しかし、奇恒の腑は、このような腑の常識からは外れています。

それでは、奇恒の腑のそれぞれの働きを簡単に見てみましょう。

脳

脳は「髄の海」ともいわれ、体内で髄を一番多く蓄えている場所です。現代でいうところの精神活動は、古代では、脳の働きの一部で、主に五官の働き、手足の運動と感覚を支配すると考えられていました。

五官というのは、五感を生じる5つの感覚器官で、目、耳、鼻、口唇、舌が含まれるとされ、皮膚（触覚）は入っていません。

骨・髄、脈

骨は、骨格をつくって体を支え、いろいろな関節運動を行います。

体にも陰陽がある

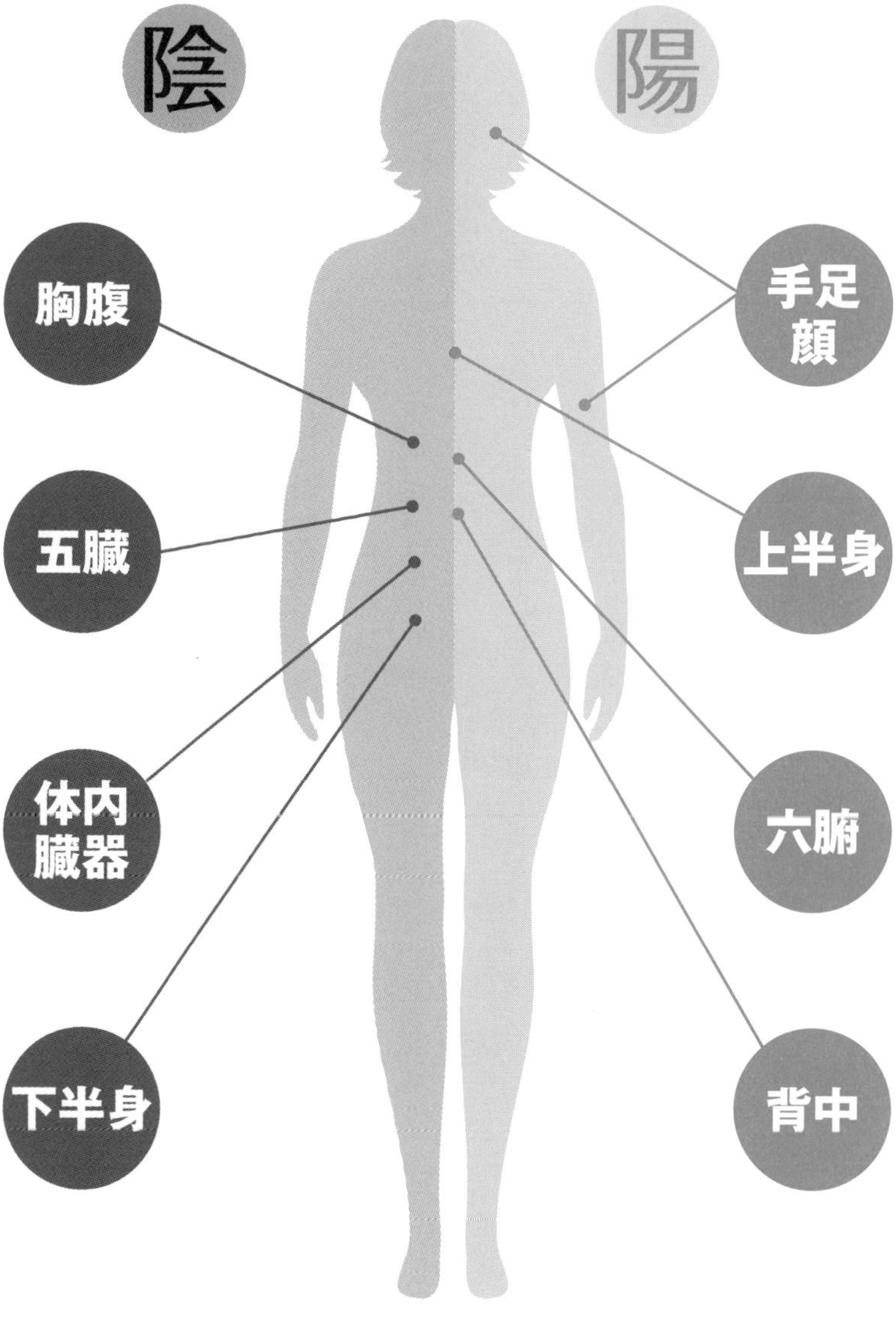
陰
陽
胸腹
五臓
体内臓器
下半身
手足顔
上半身
六腑
背中

また、骨と髄は腎が司っているため、腎気（腎にある気）が不足すると、骨にその影響が出ます。

脈は、血が通る道であり、西洋医学の血管とほぼ同じです。血は心から押し出され、脈の中を気の力を借りて巡っていきます。

胞宮

胞宮は、月経、妊娠、出産などに関わる、女性の内生殖器官全体を指します。

胞宮の中には精血（経血）が貯えられ、任脈、衝脈といった脈を通じて、肝、腎を中心とする五臓六腑と結ばれます。

その他、体の構造をなすものとしては、五華《ごか》や五体《ごたい》などがあります。

五華は五臓の生理機能の状態を反映する部位の色と艶のことで、肝の状態を表す部位が爪、心は顔、脾は唇の周囲の四隅、肺は毛、腎は髪に現れるとされています。

五体は、筋《きん》、血脈《けつみゃく》、肌肉《きにく》、皮毛《ひもう》、骨《こつ》・髄《ずい》のこと。

また、感覚器官としては、前出の五官があり、精神活動を指すものに五神《ごしん》があります。

駆け足での説明でしたが、これが東洋医学から見た体の成り立ちです。少しはおわかりいただけたでしょうか？

何やら聞きなれない言葉ばかりが出てきて、少々うんざりという方もいらっしゃるかもしれません。

でも、あまり難しく考えないでください。東洋医学から見た体の成り立ちは、西洋医学とは違うのだ——ということを理解していただければいいと思います。

宇宙・人類は５行が基本

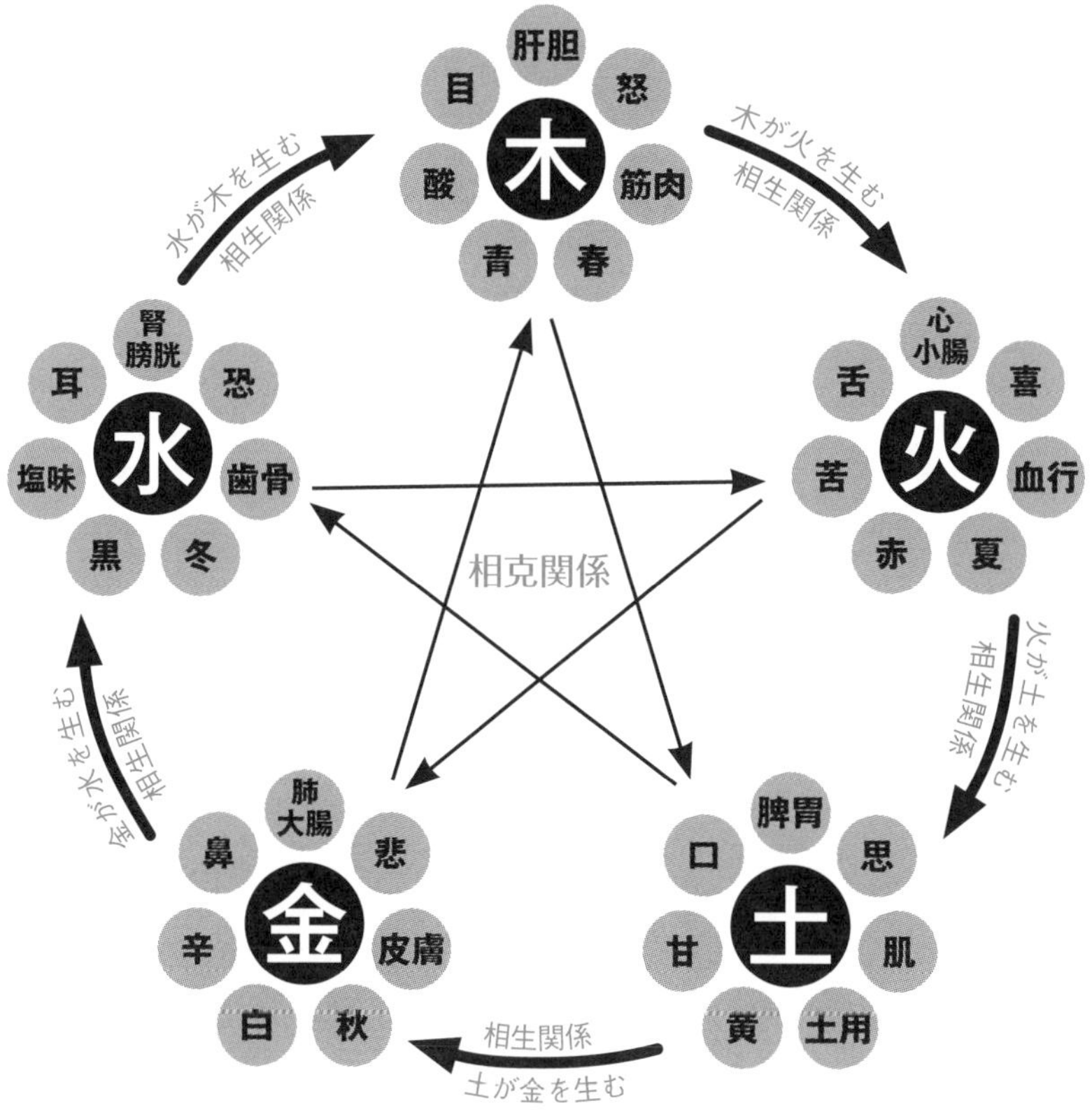

古代中国では宇宙・自然界・人間に必要なものを５つの元素「木《もく》・火《か》・土《ど》・金《きん》・水《すい》」で説明した。

５つの元素全体のバランスがとれていれば、それぞれの関係においても「相《そう》生《せい》」「相克《そうこく》」という状態になっていてバランスがとれている。

相生というのは、あることによって新しいモノが生まれたり、育てたりする関係。相克というのは、お互いに行き過ぎることがないように抑制したり、制約したりする関係のこと。「**木**をこすれば**火**がつく」、「**火**は木を燃やして灰（**土**）を作る」、「**土**はときが経てば鉱物（金属）**金**になる」、「**水**は鉱物（ミネラル）**金**から生まれる」、「**水**は**木**を育てる」

2 なぜ人は病気になるのか

人の生命現象は自然現象の一環

中国古代からの哲学概念に「天《てん》人合一《じんごういつ》」の思想があります。

農耕を中心とする生活を送っていた時代は、自然の動きや季節の移り変わりは、作物の収穫量に直接影響を与えるため、非常に大きな関心事でした。

その結果、人と自然界の間には密接な関係があると考えられるようになりました。そして、人間が自然の変化に大きく影響され、その変化に応じて人体が働くことから、人と自然は影響し合う統一体であるという考えに至りました。

さらに、体の各臓器、組織、諸器官は、それぞれ異なった機能を持つ一方で、有機的なつながりを持った統一体となっています。

このように、人間の体のさまざまな生命現象は、自然現象の一環であり、人体やそこに起こる現象と自然現象は相応しているとみる思想のことを天人合一思想といいます。

この天人合一思想が、「陰陽論《いんようろん》」、「五行論《ごぎょうろん》」により、東洋医学の根本となりました。

では、陰陽論とは、五行論とは、どのような理論なのでしょうか。まずは陰陽論から説明したいと思います。

万物を陰と陽に分類する

陰陽論とは、簡単にいうと、すべてのものは「陰」と「陽」の二面性があり、相対するという考え方です。

春秋戦国時代の思想家・老子は、「万物は陰を負いて、陽を抱く（物事すべては陰を背にし、陽に向かう）」と説いています。

つまり、統一体のすべてが陰陽

の運動内にあると考え、例えば、夜は陰で昼は陽、大地が陰で天が陽、女性は陰で男性が陽というように、すべてを陰陽に分けて表します。

もちろん人体にも、陰陽があります。胸腹、五臓、体内臓器、下半身が陰であるのに対して、体表部にある手足や顔面、上半身、六腑、脊背《せきはい》（背中）は陽です。

人が健康なとき、体の陰と陽のバランスはうまく保たれています。でも、陰陽いずれかが強くなったり（偏盛）、逆に弱くなったり（偏衰）すると、陰陽のバランスが崩れて、体調不良を招きます。陰陽の乱れが病気を誘発させてしまうのです。

例えば、体の冷えは陰が強く、陽が弱い状態です。一方、のぼせや火照りは陽が強く、陰が弱い状態です。

自然界すべてを5つに分類

五行論は、自然界に存在するすべてのものを5つに分類し、それぞれが互いに関係し合って成り立っているという考え方です。

五行とは、「木《もく》」、「火《か》」、「土《ど》」、「金《きん》」、「水《すい》」で、この5つの元素で世界を説明しようとするものです。

例えば、季節は「春、夏、長夏《ちょうか》、秋、冬」の五季に、味は「酸《さん》、苦《く》、甘《かん》、辛《しん》、鹹《かん》（塩辛いの意）の五味に、色は「青、赤、黄、白、黒」の五色に分類しています。

東洋医学では、臓腑や器官など、人体のすべてをこの木、火、土、金、水の特性に合わせて5つに分類し、診断や治療に応用しています。

例えば、五臓と、三焦を除いた六腑は、

◎肝と胆が木　◎心と小腸が火
◎脾と胃が土　◎肺と大腸が金
◎腎と膀胱が水

に当てはめられます。

また、これら5つはお互いに「相《そう》生《せい》」、「相克《そうこく》」の関係を持っています。

相生とは、相手に対し、促進、助長、養生などの作用をすることで、木→火→土→金→水の順に循環して、次の相手を強めます。

具体的には、木の充実によって火も充実する関係の場合、「木生火」と表現され、次に「火生土」、「土生金」、「金生水」、「水生木」という関係があります。これを五臓に置き換えると、「肝生心」、「心生脾」、「脾生肺」、「肺生腎」「腎生肝」となります。

一方、相克は相手の成長と機能に対し、抑制、制約などに働きます。木は土から養分を吸い取る（木は土に克《か》つ）ことから「木克土」となり、同様に「土克水」、「水克火」、「火克金」、「金克木」のように作用します。これを五臓に置き換えると、「肝克脾」、「脾克腎」、「腎克心」、「心克肺」、「肺克肝」ということになります。

五行論に基づいて、自然界と人体を五行に分類し、これをまとめたものに「五行色体表《ごぎょうしきたいひょう》」があります。

これを見ると、人体は細かく分類されていて、さらに体の五臓に変調を招くもの、変調した際の症状も記載されています

例えば、「火」を見ると、それに対応する五臓は心であり、六腑は小腸です。さらに心が支配する感覚器は舌、司る器官は脈、病んだときに変化がある分泌液は汗、そして面（顔）に変化が現れ、皮膚の色は赤くなります。

このように、それぞれの行に属する要素は、何らかの関連性があると考えられていて、臨床の現場では、この関連性が診断や治療法の手段として応用されています。

3 病気を治すヒントは、気・血・水

気血水は五臓六腑と深い関係

東洋医学では、「気《き》」、「血《けつ》」、「水《すい》」が、人間の体を構成し、生命活動を維持するために、最も重要な基本要素だと考えられています。

この3つが体の中を循環することで、健康が保たれます。

ですから、気血水のどれかが不足したり、流れが滞ったりして、

3つのバランスが崩れると、体に不調が起こります。

また、気血水と五臓六腑は深い関係があり、気血水のバランスが崩れると、五臓六腑の働きが乱れ、五臓六腑の働きが乱れると、気血水のバランスが崩れ、体は病気に傾いていきます。

気血水という言葉は、すでに何度も登場していますが、ここで改めて説明いたします。

「気」は、生命活動の根幹をなすエネルギーの源です。体の各機能を動かし、絶えず全身を巡っています。体内の血や水がスムーズに流れるのは、気の働きによるものと考えられています。

気の種類は、大きくは「原気《げんき》」、「宗気《そうき》」、「営気《えいき》」、「衛気《えき》」の4つに分かれています。

原気（元気）は、生命の原動力で、食欲、性欲など欲求をもたらす気。

宗気は、肺の呼吸作用と心の血を循環させる気。

営気は、水を血に変え、臓腑や内外の器官に栄養を補給する気。

衛気は、汗腺を開閉して、皮膚の収縮弛緩《しかん》を担い、外邪（風、寒さ、暑さ、湿気）から体を守る気。

そして、これらの気は、肺、脾、腎の臓腑でつくられます。

「病は気から」というように、気が不足したり、変調をきたしたりすると、体は不調になって、さまざまな病気を引き起こします。

気の変調には、「気虚《ききょ》」、「気滞《きたい》」、「気逆《きぎゃく》」などがあます。

気虚は、気の量が不足して、機能が低下している状態。普通にしていても汗が出たり、倦怠感、食欲不振、手足の冷えなどの症状が現れます。

気滞は、気の流れが滞り、鬱積した状態。気分がすぐれず、精神が不安定になったり、頻回のゲップや放屁、また腹痛が生じ、その痛みがあちこちに移動します。

気逆は、気が逆行している状態。イライラ感、呼吸器の異常、吐き気などの症状が現れます。

「血」は、全身を巡りながら、各臓腑、組織、器官に栄養を与えます。赤色の体液の総称で、西洋医学の血液と似ていますが、生成や作用もそれとは異なります。

血が足りている人は、その滋養作用により、顔色が良く、筋肉が充実し、皮膚や毛髪も潤いと艶があり、視力も良く、肢体の関節活動も機敏です。また、血には、精神を落ち着ける作用もあります。

血の異常、不調（血病）は、「血虚《けっきょ》」、「血熱《けつねつ》」、「血瘀《けつお》」、「血寒《けっかん》」の4種類があります。

血虚は、脾や胃の機能低下や栄養不足が主な原因。顔色が青白く、舌唇の色がうすく、めまい、動悸《どうき》、不眠、視力低下、月経不順や経血量の不足、手足のしびれなどが起こります。

血熱は、熱邪（後述）が血に作用し、血の循環不足で熱がこもってしまうのが原因で、血尿や吐血、鼻血、口渇、口苦、便秘、発熱といった症状が起こります。

血瘀は、血の流れが滞った状態。血瘀になると、刺すような痛み（刺痛）が同じ部位に起こり、悪化すると脳血管障害や子宮筋腫などの疾患を引き起こすことがあります。また、目の下にクマができやすくなり、顔色もくすんできます。

血寒は、寒邪（後述）を受けたり、冷たい飲食物を過度に摂ることによって、血の運行が障害されるのが原因。皮膚は紫暗色となり、手足の冷えや月経の遅れなどの症状が現れます。

「水」とは、血以外の体内の正常な水分のことをいい、胃液、唾液、涙、鼻水、汗、尿、各臓腑、各組織器官内の液体と正常な分泌物も含みます。

水の重要な作用は、体全体を潤すことで、体内を循環して体温調節や関節の働きをなめらかにします。

水の異常、不調には、大きく分けて、水が不足した状態の「内燥《ないそう》」と、水が体内で過剰になった状態の「内湿《ないしつ》」、「湿熱《しつねつ》」の3つがあり、その主な症状は次の通りです。

内燥……肌や髪の乾燥、喉や鼻、口の渇き、関節の異常、尿量の減少、便秘などが生じます。

内湿……胃内に水分が溜まり、痰湿《たんしつ》という状態になると、吐き気や下痢、胸苦しさ、めまい、不整脈、寝汗などの症状を引き起こします。

また、腹水が溜まったり、足にむくみが生じたりします。

湿熱……口の粘りや渇き、だるさを伴う熱感、黄色い痰などの症状が現れます。

このように、気血水は私たちの体を構成する重要なもので、それぞれが助け合う関係にありますが、同時に病気の原因や症状にも影響しやすいのが特徴です。

ですから、東洋医学では、気血水のそれぞれが、どのようにバランスを崩しているかを見極めて、漢方薬などを用いてバランスを調整することで、不調や病気の治療を行います。

4 五臓六腑が不調を起こすと

東洋医学の治療の根本

臓腑が不調になると、体（肉体と精神）にさまざまな不具合が生じてきます。

古代中国で生まれた学説に、蔵《ぞう》象《しょう》学説というものがあります。これは臓腑と器官との関連性を体系づけたもので、蔵象の蔵とは内臓のこと、象は外に現れる生理や症状のことです。つまり、蔵象学説というのは、人の体の生理、病理的現象の観察を通じて、各臓腑の病理や相互関係を解明するもので、これが東洋医学の治療の根本にもなっています。

ここでいう臓腑とは、五臓六腑と奇恒の腑のことです。では、それぞれの臓腑が不調に陥ると、どのようなことが起こるのでしょうか。まずは五臓から見ていきましょう。

五臓の不調

肝

肝の不調は、「肝血虚《かんけっきょ》」や「肝気《かんき》鬱結《うっけつ》」をもたらします。

「肝血虚」は、肝血が不足して、肝の機能が低下して生じる病態です。血の生成不足や大量の出血、慢性的な肝血の消耗などが原因で起こり、

◉**手足のしびれ、痙攣《けいれん》、筋力低下、皮膚の乾燥、髪のぱさつき、脱毛、爪の変形**

◉**疲れ目、かすみ目、目の乾燥、異物感など**（肝と目は経脈でつながっているため）

◉**不眠、多夢、途中覚醒**（肝血虚は心血虚につながるため、心の気に影響があるため）

◉**下肢のだるさ、脱毛、耳鳴り、頭痛**（肝血不足が腎に影響がおよんだ場合）

などが現れます。

一方、「肝気鬱結」は、肝の疏泄《そせつ》作用――気を伸びやかに巡らす作用が失調して起こります。つまり、気の巡りが悪くなり、体の中に肝気が過剰になって、停滞する状態です。精神的ストレスや、長期間のふさいだ状態などが原因で起こり、

◉**抑うつ、イライラして怒りっぽいなど、情緒的不安定**

◉**胸苦しさ、月経不順**

◉**消化不良、腹痛、下痢、吐き気など消化器官の症状**（胆のコントロール作用も変動するため、胆汁生成が減少し、消化吸収も変動するため）

◉**口が苦い、黄疸、耳鳴り**

などの症状が現れます。

心

心の主な働きの1つは、血を全身に巡らせることです。この働きが不調になると、「心血虚《しんけっきょ》」、「心陰虚《しんいんきょ》」、「心気虚《しんききょ》」をもたらします。

「心血虚」は、心を養う血が不足した状態で、

◉動悸、息切れ、不整脈
◉胸の苦しさ、痛み
◉貧血
◉手足の冷え

などが現れます。

「心陰虚」は、心の陰液（水分や栄養）が不足した状態で、

◉動悸、息切れ、不整脈
◉胸の苦しさ、痛み
◉のぼせ、手足裏のほてり
◉イライラ
◉口渇
◉寝汗

などが現れます。

「心気虚」は、情志（情緒）の失調や心の先天的な虚弱、老化などが原因で、心の気の働きが弱った状態です。

◉動悸、息切れ、胸痛
◉青白い顔色
◉倦怠感
◉手足、背中、ときには全身の冷え
◉自汗（昼間少し動いただけで流れるようにかく汗）

などが現れます。

脾

消化吸収を担い、全身に栄養を運ぶことが、脾の大きな働きです。

脾が不調を起こすと、「脾気虚《ひききょ》」、「脾陽虚《ひようきょ》」、「脾胃湿熱《ひいしつねつ》」をもたらします。

「脾気虚」は、脾の気の不足や脾の機能低下によって起こり、

◉倦怠感、無気力
◉食欲不振
◉腹部の不快感
◉ゲップ
◉唾液の分泌が少なく、口の中が乾燥する、逆に唾液が過剰で口から溢れる

などの症状が現れます。

「脾陽虚」は、脾気虚の病態がさらに進行した状態で、気虚の一般的な症状に加え、栄養を運搬する働きの低下から、

◉腹痛、膨満感
◉下痢

などの症状も加わります。

また、気血をつくり出すことができなくなり、陽気を養えないため、

◉皮膚が青白くなり、顔色も蒼《そう》白《はく》状態になる

◉体が冷える

などの症状が現れます。

「脾胃湿熱」は、脾胃に湿熱《しつねつ》がとりついて、消化機能に変調を生じさせ、その結果、脾胃の気の運行がスムーズに行かなくなって、昇降作用（脾が気を昇らせ、また胃が気を降ろす働き）に異常が生じた状態です。ちなみに湿熱というのは、水湿《すいしつ》と熱邪《ねつじゃ》が結びついた状態で、水湿とは水の流れが停滞している状態、熱邪は炎症症状を引き起こすものと表現できます。

脾胃湿熱の症状としては、

◉腹のつかえ

◉悪心、嘔吐

◉厭食《えんしょく》（食べ物や食べ物のにおいが嫌なこと）

◉体の重だるさ

などが挙げられます。

このように、脾が不調になると、脾と表裏の関係にある胃はもちろんのこと、関係部位である肌肉（皮下脂肪層）、皮膚、口などに影響がおよびます。

また、思考と脾は関係が深く、脾気が損傷すると、くよくよ悩むようになるといわれています。

肺

肺の不調は、「肺気虚《はいききょ》」、「肺燥《はいそう》」、「肺陰虚《はいいんきょ》」、「風寒束肺《ふうかんそくはい》」、「痰湿阻《たんしつそ》肺《はい》」を招きます。

「肺気虚」は、肺の生理機能が衰えている状態で、呼吸と水の輸送機能を低下させます。そのため、

◉喘息や咳、息切れ

◉痰飲

◉浮腫

◉尿量の減少

◉自汗を生じ、カゼにかかりやすくなる

などの症状が現れます。

「肺燥」は、肺の機能低下で肺の水が不足した状態。肺と鼻、皮膚、汗腺などが潤いを失って、

◉乾いた咳

◉口の渇き

◉粘り気のある痰

◉**寝汗**

などの症状が見られます。

「肺陰虚」は、肺燥が悪化した病態で、

◉**潮熱**（周期性のある熱のこと）

◉**寝汗**

などが現れ、肺絡（肺の経絡）を損傷すると、

◉**痰に血が混じる**

◉**咳血《がいけつ》を生じる**

などが起こります。

「風寒束肺」と「痰湿阻肺」は、外邪が原因で起こる不調です。

風寒束肺は、風や寒さによって、肺の機能が阻害され、

◉**咳、無汗、水のような鼻水**

などの症状が現れます。

一方、痰湿阻肺は、肺に体内の湿気（水分）が停留して痰湿となった状態で、

◉**胸部の不快感**

◉**呼吸困難**

◉**痰がからむ**

などの症状が現れます。

腎

腎の不調は、「精気不足」、「腎陽《じんよう》虚《きょ》」、「腎陰虚《じんいんきょ》」を招きます。

「精気不足」には、「腎精不足」と「腎気不固」の2種類があり、腎精不足では、

◉**発育の遅れ**

◉**性の未成熟**

◉**性機能の障害**

◉**早老化、足腰の衰え**

◉**難聴、老眼**

などが現れ、腎気不固の症状としては、

◉**失禁**（尿、便）

◉**遺精**（不随意射精）

◉**流産**

などが挙げられます。

「腎陽虚」は、全身の陽気の根源であり、熱源となる腎陽が、衰弱した状態です。

そのため、体が冷えて、

◉**男性はＥＤ**（勃起不全）、**早漏**

◉**女性は不妊症**

また、腎陽の気化機能（代謝、排泄などの生理機能）が衰えるため、

◉**尿量の減少、排尿困難**

◉**尿失禁**

◉**浮腫**

などが現れます。

「腎陰虚」は、腎陰（腎の陰液）が

不足した状態です。相対する腎陽が制御できず、

◉手のひらと足裏の発熱、胸中の煩熱、潮熱、寝汗

◉常にのぼせたような状態

などの熱症状が見られ、腎陰虚が心に及んだ場合には、

◉めまい

◉耳鳴り

◉腰のだるさ

◉不眠

◉動悸

などの症状が現れます。

六腑の不調

次に、六腑の不調について見てみましょう。

六腑の不調は、主に消化や排泄機能に現れます。

胆

胆の機能が低下すると、胆汁の分泌、貯蔵に障害が起きます。また、胆と表裏関係にある肝の機能が低下すると、胆にも不調が起こり、口苦が生じ、黄疸が現れます。

胃

胃の機能が低下すると、食べた物を細かくして（消化）、小腸に送る機能に障害が起きます。すると胃痛や悪心などの症状が現れます。

小腸

小腸は、胃から送られた飲食物を消化吸収し、その消化物を栄養分と不要物に分け、大腸へ送ります。その機能が低下すると、腹痛や吐き気が生じ、し尿にも異常が起こります。

大腸

大腸の不調は、主に伝導機能（小腸からの消化物の余分な水分を再吸収し、便にして排泄させる）の失調を招きます。そのため便が乾燥して排出困難になり、便秘になります。

膀胱

膀胱の機能が低下すると、尿量減少、尿閉などの排尿障害が起こり、さらに尿を膀胱に貯めておく

機能（制約機能）が低下すると、頻尿や失禁などの症状が現れます。

三焦

三焦の気化作用（血、水の流れをよくする作用）が失調すると、肺、脾、腎、膀胱、大腸、小腸、肝、胆、水液代謝のバランスが崩れ、全身の気化機能に影響が及びます。

奇恒の腑の不調

奇恒の腑の不調は、関係の深い心や腎の不調からきていることが多くあります。

それぞれの不調は、以下のような症状として現れます。

脳

脳が不調になると、耳鳴り、しびれ、めまい、健忘、思考力の低下などが生じるほか、五官（鼻、目、口唇、舌、耳）の働きと、四肢の脱力・倦怠感などの症状が現れます。

髄

髄は、骨を滋養する働きがあり、不足すると骨に栄養を供給することができないため、骨格がもろくなり、子どもの場合は発育不良となります。また、腰がぐらつき、足が萎えて歩行困難などを引き起こすこともあります。

さらに、髄は歯にも関係しているため、不足すると歯がぐらついたりします。

骨

骨は腎との関係が深く、腎気が不足するとその影響が骨に現れます。例えば、骨粗鬆症は腎気が少なくなって、骨の髄が減少した状態とされます。

脈

脈は、西洋医学的には血管を指しますが、心が司る機能とされ、心の不調により、脈拍の異常を引き起こし、全身へ血が巡らなくなります。

胞宮

胞宮（子宮）は、月経と妊娠、出産を司ることから、不調になると月経では、月経不順や月経痛、帯下、不正出血などが生じ、妊娠では重度のつわりや胎児の不育、逆子などが生じます。また、出産での症状としては、微弱陣痛や流産などが挙げられます。

（胆の不調については66ページの六腑の不調をご覧ください。）

⑤ 不調を起こす要因に注意が必要

3つの要素が健康の指標

東洋医学では、「陰陽のバランス」、「五臓六腑と経絡（気血＝エネルギーの通り道）の働き」、「気、血、水の巡り」という3つの要素が、健康の指標となります。ですから、健康とは「陰陽のバランスが保たれ、気、血、水が多くもなく、少なくもなく、よどみなく体の中を循環し、五臓六腑が協調的に働いている状態」ということができます。

反対に、これら3要素のどれか1つでも変調をきたすと、私たちの体は、病気に傾いてしまうのです。

陰陽、五臓六腑と経絡、気、血、水、これらの調和を崩す原因には、「外因」、「内因」、「不内外因《ふないがいいん》」の3つがあります。

外因とは外邪——体の外から押し寄せる、体にとって有害なもの（病邪）のことで、自然界の6種類の気候変化（六気《ろっき》）が異常をきたすと、6つの病邪（六邪）となり、病気の原因になると考えられています。

六気は、風《ふう》、寒《かん》、暑《しょ》、湿《しつ》、燥《そう》、火《か》で現れ、風は気温変化による空気対流で生まれる風、寒は寒さ、暑は暑さ、湿は湿気、燥は乾燥、火は熱の強い状態のことを指しています。

六気の気候変化は、正常な状態では、万物が成長発育し、私たち人間が生きていくために欠かせないもので、病気を引き起こすものではありません。ところが、六気に過不足が生じたり、時季に反して現れたりすると、六邪に変化してしまうのです。

つまり、風は風邪に、寒は寒邪に、暑は暑邪に、湿は湿邪に、燥は燥邪に、火は火邪（熱邪）に変化します。

これらが引き起こす主な症状は、

◉**風邪**……頭痛、鼻づまり、のどの痛み、まぶたのむくみ、めまい

◉**寒邪**……寒気、吐き気、腹痛、手足の冷え、頭痛、関節の痛み

◉**暑邪**……高熱、顔が赤くなる、多汗、のどの渇き、息切れ、脱力感

◉**湿邪**……下痢、尿が出にくい、胸のつかえ、足のむくみ、頭が重い、倦怠感

◉**燥邪**……口や鼻の中、皮膚、髪の毛の乾燥、乾いた空咳、胸痛

◉**火邪**（熱邪）……高熱、顔や目が赤くなる、歯ぐきの腫れ、便秘、精神不安、不眠

などです。

内因は、体の内側から起こります。東洋医学では、人間には喜《き》、怒《ど》、思《し》、悲《ひ》、憂《ゆう》、恐《きょう》、驚《きょう》の7つの感情（七情）があるとされていて、これらの感情が強すぎたり、長い間続いたりすると、さまざまな病気を引き起こすと考えられています。この七情の過度な変化が内因です。

内因は、五臓六腑や気、血、水に影響を及ぼし、バランスを崩させます。病気はその結果として現れるのです。

また、それぞれの感情は、特定の臓に強く影響すると考えられ、それに伴って気の流れも変動します。71ページの図は、「七情」、「五臓」、「気」の関係と、七情の変調が「病気を引き起こすメカニズム」及び現れる「主な症状」です。

不内外因は、内因にも外因にも属さない病因で、主に飲食失節《いんしょくしっせつ》、労逸《ろういつ》、五労《ごろう》、体質、外傷などがあります。

飲食失節というのは、過食や小食、偏食などの食生活の乱れ。例えば、小食は栄養失調を招き、気血が不足し、抵抗力が低下します。過食は、脾胃に負担がかかって、

下痢や便秘を招きます。

労逸は、労働の節度のことです。働きすぎに代表される過労は、気血を消耗する主な原因で、心身ともに疲弊することになります。これは仕事だけでなく、遊びすぎ、勉強のしすぎなども同じです。

さらに、悩みすぎや、過度の性生活、休みすぎも労逸になります。例えば、休みすぎの怠惰な生活は、気血を停滞させ、脾胃を衰えさせます。

五労とは、目の酷使、寝たきり、座り続ける、歩き続ける、立ち続けることで、同じ動作を長い期間続けることは、五臓に悪い影響を与え、病因となるというものです。

また、体質は、痰飲（体液の異常分泌および水分代謝障害）や瘀血《おけつ》（血の停滞）など。外傷は打撲や捻挫、骨折、切り傷などを指します。

東洋医学では、病気が発生し、発展して変化していくメカニズムのことを病機《びょうき》といいます。この病機の展開に重要な要素は正気と邪気で、前者は臓腑、経絡、気血の機能を正常に保ち、病邪に抵抗し、体のダメージを回復させる能力のこと、後者はさまざまな発病因子のことで、病機は両者の盛衰（邪正盛衰）によって決まるところが大きいのです。

この「邪正盛衰」を含め、病機は大きく5種類に分類されていて、あとの4種類は、

◉陰陽のバランスが崩れる「陰陽失調」
◉五臓六腑の働きが滞る「臓腑病機」
◉気、血、水のバランスが崩れる「気血水失調」
◉経絡に異常が起きる「経絡病機」

です。

東洋医学の診断と治療方針は、病気を引き起こすこれら5つの病機を知ることで、決定します。

感情で内臓や気も変化する

怒り過ぎると、肝にある気が上昇し、肝を傷つける。頭痛、めまい、目の充血、脳卒中、動悸、不安など

喜の感情が高ぶり、気が緩み、心を傷つける。集中力低下、不眠、不安、精神錯乱など

悲しみや憂いが過ぎると、肺に変調が現れる。咳、息切れ、胸苦しさなど

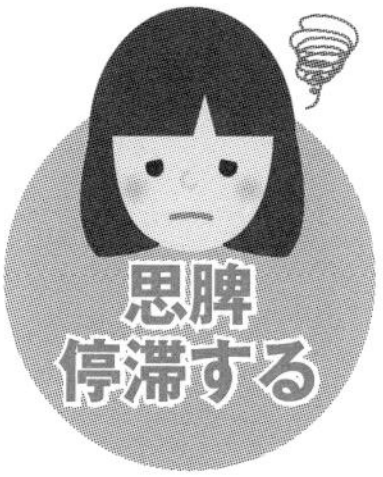

思の感情が過度になり、脾の気が停滞することで、活動的でなくなる。腹痛、食欲不振、膨満感、軟便など

驚き過ぎると気が乱れ、精神に混乱が生じる。動悸、不眠、精神錯乱、物忘れなど

恐の感情が急激に変動し、気が下がり、腎を傷つける。失禁、白髪の増加、脱毛など

6 病気の判断のしかた

総合評価「証」を得る診察方法

東洋医学では、「四診《ししん》」と呼ばれる診察方法が用いられます。

四診とは、「望診《ぼうしん》」、「聞診《ぶんしん》」、「問《もん》診《しん》」、「切診《せっしん》」の4つの診察法を組み合わせて、患者さんの五臓六腑の状態や気血水の変調、経絡の状態などをチェックすることで、そこで得られた総合評価を「証《しょう》」といいます。

望診は、患者さんの動作や容姿、眼光、顔色、皮膚の具合、舌など、体の表面に現れた変化から、体の内部の状態を見分けることで、とくに舌の望診＝舌診《ぜっしん》は、証を決める重要な手段とされています。

なぜなら、舌は主に心と脾の状態を反映していますが、それ以外にも経絡を通じて各臓腑と関連しているため、臓腑に起こった病変は、舌の状態として現れるのです。

◆舌の部位と対応する臓腑

舌根《ぜっこん》部→腎
舌中《ぜっちゅう》部→脾・胃
舌辺《ぜっぺん》部→肝・胆
舌尖《ぜっせん》部→心・肺

聞診は、患者さんと話をすることで、声の明瞭さ、声のはり、問いかけに対する応答などを詳しく検討します。それと同時に、体臭や息のにおい、排泄物のにおい、さらに腹部の振水音など、聴覚と嗅覚によって、情報を収集します。

例えば、健康な人の発声や発語は、自然でなめらかですが、病気があると異常を発生させます。また、健康な人の呼吸は、ゆったりとして雑音がありませんが、病気のときは、呼吸数が多くなる息切れや、浅くて弱い呼吸、呼吸困難などが生じます。その他、ゲップ、しゃっくり、ため息、あくび、いびきなどでも、臓腑の状態を診察することができます。

人を重視した診察方法

問診は、病気の発生時期、経過、既往歴、自覚症状や訴えなどをはじめ、生活習慣、飲食の嗜好、性格なども尋ねて情報を収集する、とても大切な診察法です。

まず、患者さんに主訴（主な苦痛）を聞き、続いて関連する事項を詳しく聞いていきます。その際、生活環境など、一見病気に関係なさそうな事柄まで聞くのは、苦痛を局所的ではなく、総合的に考えるためで、東洋医学的問診の特徴といえます。

問診でよく訊かれるのは、寒熱（悪寒と発熱）、汗の状態、痛みなどで、悪寒と発熱は、主に病邪の性質と体の陰陽盛衰によって決まり、一般に寒邪は悪寒を、熱邪は悪熱を招くとされています。

また、発汗の異常は、外邪が原因の病気でも、臓腑の変調が原因の病気でもよく見られ、発汗部位や量など汗の症状から、状態を考えます。

切診は、手指や手のひらで、患者さんの体に直接触れて診察する方法で、脈診と按診《あんしん》の2つがあります。

脈診は、現代医学では脈拍数、緊張度、不整などを調べますが、東洋医学では脈の深さ、リズム、強さなど、脈の性状から病態を把握します。

按診は、患者さんの体の部位や病変部に触れて、局部の筋肉の張り具合や痛みの有無、音などを確認する診察法で、日本ではとくに、腹部の状態を診る腹診が重視されています。

このように四診は、患者さんの証（病気の状態）を見定めるポイントとなります。

四診で得た情報をもとに診断を行うこと＝証を立てることを「弁《べん》証《しょう》」といいますが、その弁証方法には、「八綱《はっこう》弁証」、「六淫《ろくいん》弁証」、「気血水《きけつすい》弁証」など、いくつかのものがあり、その最も基本的な弁証法が八綱弁証です。

それぞれの弁証は、異なる視点から行われますが、相互に関連しあい、複雑な病証を分析する場合などは、互いに補完しあいます。

そして、こうして立てた証をもとに、患者さんの体質や症状に応じて治療法を決定し、実際の治療を行うことになります。

これが、東洋医学での診断から治療までの流れです。

7 漢方薬・使い方の基本

薬効のある自然界の物質

東洋医学の治療には、漢方薬治療と鍼灸治療がありますが、当クリニックでは、現代医療、免疫細胞治療に加え、漢方薬治療を取り入れた統合医療を行っています。

「漢方薬」は言葉としては、皆さんよく知っていると思いますが、本当のところ「よくわからない」という方も多いのではないでしょうか。

そこで、本章では、漢方薬について、簡単に説明をしたいと思います。

まず押さえておきたいことは、漢方薬は「生薬」を用いてつくられるということです。

生薬は、自然界に存在する産物（植物、鉱物、動物など）の中で薬効を持つものを、干したり、加熱するなどした天然由来の材料。これを東洋医学の理論に基づいて処方した医薬品が漢方薬です。

一方、よく耳にするものに、ハーブ（メディカルハーブ）や薬草、薬用植物などがあります。

薬草および薬用植物は、薬効がある植物で、それ自身を薬（民間薬および医薬品）として使用するものだけでなく、少量を食事に追加することで、健康を維持するものや食生活を豊かにするもの。あるいはアロマセラピーなどで使用する香料の原料となる植物なども、広い意味では薬草・薬用植物ということができます。

ですからハーブもこれに含まれ、とくにヨーロッパでは薬用および香りや辛味、苦味などの風味を楽しむために昔から用いられてきました。

そして、生薬も含め、これら自然界に存在する有用な産物（薬効のあるもの）のすべてが「自然薬（ナチュラルメディスン）」と捉えることができます。

ちなみに、生薬の中には医薬品として扱われるものもありますが、ハーブは日本では医薬品として認められていません。

君臣佐使が最高の配合をつくる

それぞれの生薬は、味や性質が異なり、作用や関係する臓腑も異なることから、お互いにその作用を増強し、あるいは副作用を抑制したり、有効性が高まるように配合されています。

そして、その配合は、「**君《くん》臣《しん》佐《さ》使《し》**」という東洋医学の考えに基づいて行われます。

◎**君**…「君薬」

いわゆる君主の役割を担う生薬。治療の中心となる生薬で、1つの漢方処方には1種類以上の君薬が必要となります。

◎**臣**…「臣薬」

君薬の下に控える大臣的役割の生薬。君薬の作用をサポートする役割と同時に、佐使薬の持つ副作用が暴走するのを防ぐ働きをします。

◎**佐**…「佐薬」

他薬の毒性を抑え、主な病症以外の症状に働きます。また、君薬の薬性とは反対の働きを担い、全体のバランスを保つ働きをします。

◎**使**…「使薬」

実際に病巣部位や病邪に作用する、最前線の兵士の役割を持ち、それぞれの生薬の働きを調和させます。

例えば、熱や咳のある初期のカゼによく処方される「麻黄湯」は、発汗作用や寒気を取り除き、咳止め、喘息を抑える作用のある「麻黄」を君薬とし、「桂枝《けいし》」（君薬）、「杏仁《きょうにん》」（佐薬）がそれを補強し、「甘草」（使薬）が各生薬を調和しています。

ちなみに、漢方薬には煎《せん》じ薬、丸薬、散薬、エキス剤など、いくつかの種類がありますが、なかでも煎じ薬は、患者さんの体質や病気により、生薬の種類や分量を調整することができるため、漢方処方の基本形となっています。当クリニックの漢方薬治療も、この煎じ薬が基本です。

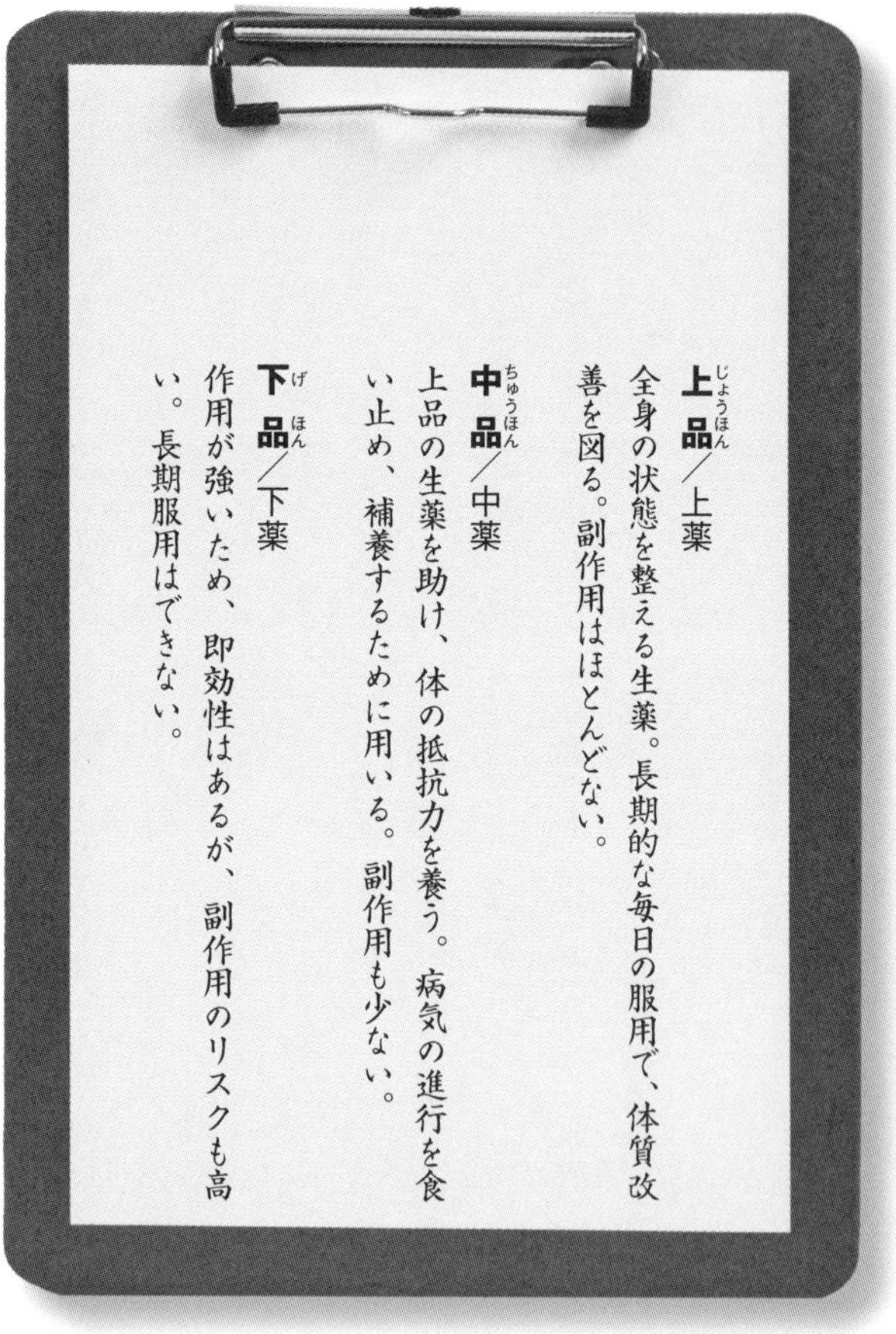

上品《じょうほん》／上薬
全身の状態を整える生薬。長期的な毎日の服用で、体質改善を図る。副作用はほとんどない。
中品《ちゅうほん》／中薬
上品の生薬を助け、体の抵抗力を養う。病気の進行を食い止め、補養するために用いる。副作用も少ない。
下《げ》品《ほん》／下薬
作用が強いため、即効性はあるが、副作用のリスクも高い。長期服用はできない。

生薬は、薬効作用の強さによっ

て上品《じょうほん》（上薬）、中品《ちゅうほん》（中薬）、下《げ》品《ほん》（下薬）の3段階に分かれています（右ページ参照）。上品は服用しても、すぐに著しい変化があるわけではありませんが、体質に合う上品を決めておいて常用しておくと、体に著しい不調が現れるなど、何かあったときに使用する下品の動きが良くなるという効果があります。例えていうなら、100m走にのぞむときに、普段からトレーニングをしていると良い走りができるのと同じようなものです。

また、「漢方薬はどのくらい飲み続ければいいか?」ということをよく聞かれますが、おおよそ3か月ごとに見直すのが一般的です。そして、ある程度改善してきたことが確認されたなら、例えば、それまで毎日1包ずつ煎じて服用していたものを、これからはその1包を3日間で飲むようにするというように、調整していきます。

ですから、漢方医は「ここ」と決めたら、長くつき合うことがとても大事です。ころころ変えてしまっては、結果的に良い治療を受けることができません。

それともう1つ、漢方薬は君臣佐使の法則に従い、副作用が出ないように処方がコントロールされていますが、まったく副作用がないというのは間違いで、服用を誤れば、健康を害する恐れもあります。ですから、素人判断は禁物です。服用の際は、医師や薬剤師に必ず相談することが必要です（医薬品として扱われている生薬も同様です）。

さらに、医師の立場から申し上げるなら、できるだけ専門医を受診していただきたいと思います。なぜなら、漢方治療もやはり、検査をしながら、安全に行うべきものだからです。あるいは、その漢方薬が本当に効いているかどうかということも、検査が必要です。

また、ハーブも、妊娠中や授乳中は禁忌というものや、副作用やアレルギーが出やすいものなど、なかには一歩間違えれば体に害を与えてしまうものもありますから、使用する際には、十分な注意が必要です。

漢方薬の上手な煎じ方

1 漢方薬（1日分）と水（約 600ml）をセラミック鍋や耐熱ガラスの容器などに入れる。鉄や銅、アルミニウム製の容器は、漢方成分と金属が化学変化を起こしてしまう恐れがあるので使用禁止。

2 1の容器を弱火にかける。沸騰してきたら、吹きこぼれない程度に箸を挟むなどしてふたをする。40分ほど煎じて水が約半分になったら火を止める。

3 できあがったら、金属でない茶漉《こ》しなどを使って漉《こ》してからガラスのコップなどに移す。

4 冷蔵庫あるいは冷暗所で保管し、飲むときに温め直してもいい。ただし、温めるときに電子レンジは使用しないこと。

漢方薬を煎じるときに、ステンレス、鉄、アルミニウムなどの金属製の鍋は使用禁止。

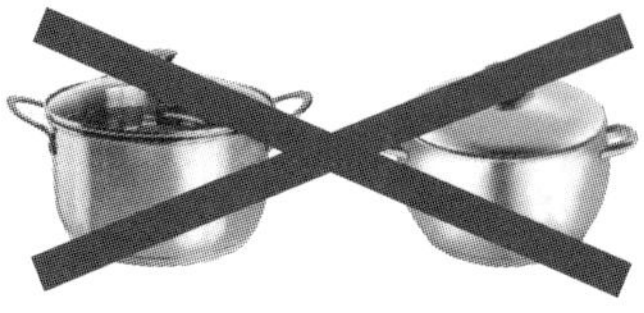

8 漢方の強みは全人的医療

体を1つの有機体として見る

西洋医学（現代医学）と東洋医学の違いを表現した言葉に、「病気を診る西洋医学、人を診る東洋医学」というのがあります。

西洋医学と東洋医学では、考え方や治療へのアプローチに違いがありますが、その違いはどちらかが良くて、どちらかが悪いというものではなく、得手、不得手のようなものです。

西洋医学は、解剖学や生理学を中心に発達した医学で、人体を器官や組織、血液やリンパ液などに細分化し、病巣を局所的に分析して、体の中に侵入した細菌やウイルス、病理部位を排除することに主眼をおいて治療を行います。

別な言い方をすると、病気の原因を解明して、病名をつけるところから治療をスタートさせる——その病名に応じて薬や手術によって治療を行う「エビデンスに基づいた医療（EBM）」です。ですから、「病名のつかない病気」を治療するのは不得手といえます。

一方、東洋医学は、人体を全身が関連する1つの有機体として捉えます。体に問題があれば、局所的な問題か、あるいは全身のバランスの乱れが原因なのかというように、複眼的な視点で病因を調べます。

そのため、西洋医学ではあまり着目されていない「冷え」や「瘀血」なども症候の1つと捉え、自己治癒力を高め、病態を取り除くことで、症状の改善を図ります。

この考え方は、漢方薬や鍼灸など、東洋医学のすべての治療法の根本となっているものです。

病気を複眼的な視点から見て、その人その人の症状に合わせた治療ができるのが、東洋医学の「強み」なのです。

ただし、東洋医学は、手術を要するがんなどの疾患や、細菌感染症などの治療は不得手です。こうした病気の疑いがある場合は、西洋医学的アプローチが必要です。

東洋医学には、「未病」という考え方があります。

未病とは、病気の1歩手前の状態——健康と病気の間の状態で、例えば、めまいや耳鳴り、肩こりといった漠然とした不調、あるいは高血圧など、健康診断などで異常が指摘されていても、本人に自覚症状がない状態も、未病にあたると考えられます。

東洋医学でいう「健康」とは、季節や環境、ストレスなどに対し、自己治癒力でバランスをとれる状態です。それはつまり、気、血、水がスムーズに巡り、五臓六腑のバランスもよい状態です。

ところが、気、血、水の過不足や巡りの停滞、あるいは五臓六腑が不調になると、私たちは未病へと傾き、ついには病気を招いてしまいます。

東洋医学では、病気と健康は連続していて、病気でなくても、健康の状態には極めて良好な状態から良くない状態まで、さまざまな状態があり、それが低下すると病気に至るという見方をするのです。未病は、その連続の中の幅のある通過点です。

「上工は未病を治す」という言葉があります。これは治療に秀でた医師は、患者の（漢方的な）体質を考慮して、次に起こる病態を予想し、その予想に基づき、次の手を打つことによって、未然に病気の発生を防ぐ、ということです。

西洋医学は、検査データの平均値から、正常値という基準を定め、数値が正常範囲なら、自覚症状があっても病気とは見なされません。しかし、東洋医学には正常値という概念がなく、四季の変化や生活環境などによって、健康な状態も異なり、それが崩れると未病〜病気へと傾くのです。

そして、それは、自然治癒力を高め、病因を取り除き、またバランスの崩れた体の状態を正常に戻すことで改善していきます。

これが、東洋医学の治療原則なのです。

9 台所漢方生活・薬食同源

毎日の食事で病気を治し予防する

中国の食文化の底流には「薬食同源」の思想があります。これは薬と食物はその源が1つであるという考え方で、日本の「医食同源」の元になった考え方です。

そして、健康維持や健康増進、病気の予防、治療などを目的とした、皆さんよくご存知の薬膳も、この薬食同源の思想から生まれた料理、献立です。

古代中国では、「食医」と呼ばれる食事で体を整える医師がいて、最も位が高く、他の医師をまとめる立場にいたといいます。つまり、中国では昔から、それほど「食」が大切にされていたということなのです。

前にもお話ししましたように、寝込むほどではないけれど、何となく体がだるい、寝てもすぐに目が覚める、なぜかイライラする……などなど、病気というほどではないけれど、あるいは健康診断では異常なしといわれたけれど調子が悪い、といった不調症状に対して力を発揮するのが東洋医学です。そして、これらの症状を毎日の食事で改善していけるのが薬膳のよさです。

薬膳というと、生薬が入った鍋料理やスープを思い浮かべる方も多いと思います。また、薬膳は手間がかかる、高そうな食材を使いそう、と思っている方もいらっしゃるのではないでしょうか。

でも、決してそんなことはあり

ません。薬膳は身近な食材でも簡単につくることができます。

例えば、日常的に私たちが使っているショウガやカボチャ、ヤマイモなどは、薬膳で古くから用いられ、生薬としても利用されている食材です。

よく、薬膳は精進料理みたいなものだと思っている方がいらっしゃいますが、それも違います。薬膳では、肉も魚も油も使います。さらにいうと、日本料理でも、イタリア料理でも、すべての料理に展開できるのが薬膳です。

また、薬膳では、すべての食物は五味（酸味、苦味、甘味、辛味、塩味）と五性（熱性、温性、平性、涼性、寒性）の特性を持つと考えられており、目的の効果を得るためには、この五味五性を生かして食材を選ぶこと、さらに食する人の体の状態や体質、気候との適合を考慮することが重要視されます。

とはいえ、これもあまり難しく考える必要はありません。私たちは、暑い日には体を冷やすものを、寒い日には温めるものを食べたいと思うものですし、その日の体調によっても自然と食べ物を選んでいるものです。

ですから、そこに少しだけ漢方の知識を加えるだけで、さらに体にやさしい「健康食」を実現することができます。

例えば、スーパーで売っているショウガにシナモンや八角、陳皮（ミカンの果皮を乾燥させた生薬）、コショウなどのスパイスや漢方素材を加えて簡単につくれるショウガシロップ。これもれっきとした薬膳ドリンクです。

漢方素材やいろいろな自然薬を料理や飲み物に「ちょい足し」するだけでも、体と心が整っていきます。

また、漢方素材だけにこだわらず、身近な食材を上手に組み合わせて「健康の土台づくり」をしましょう。

日々の快適な生活は、まずは「食養生」からです。

五味・五性の特性

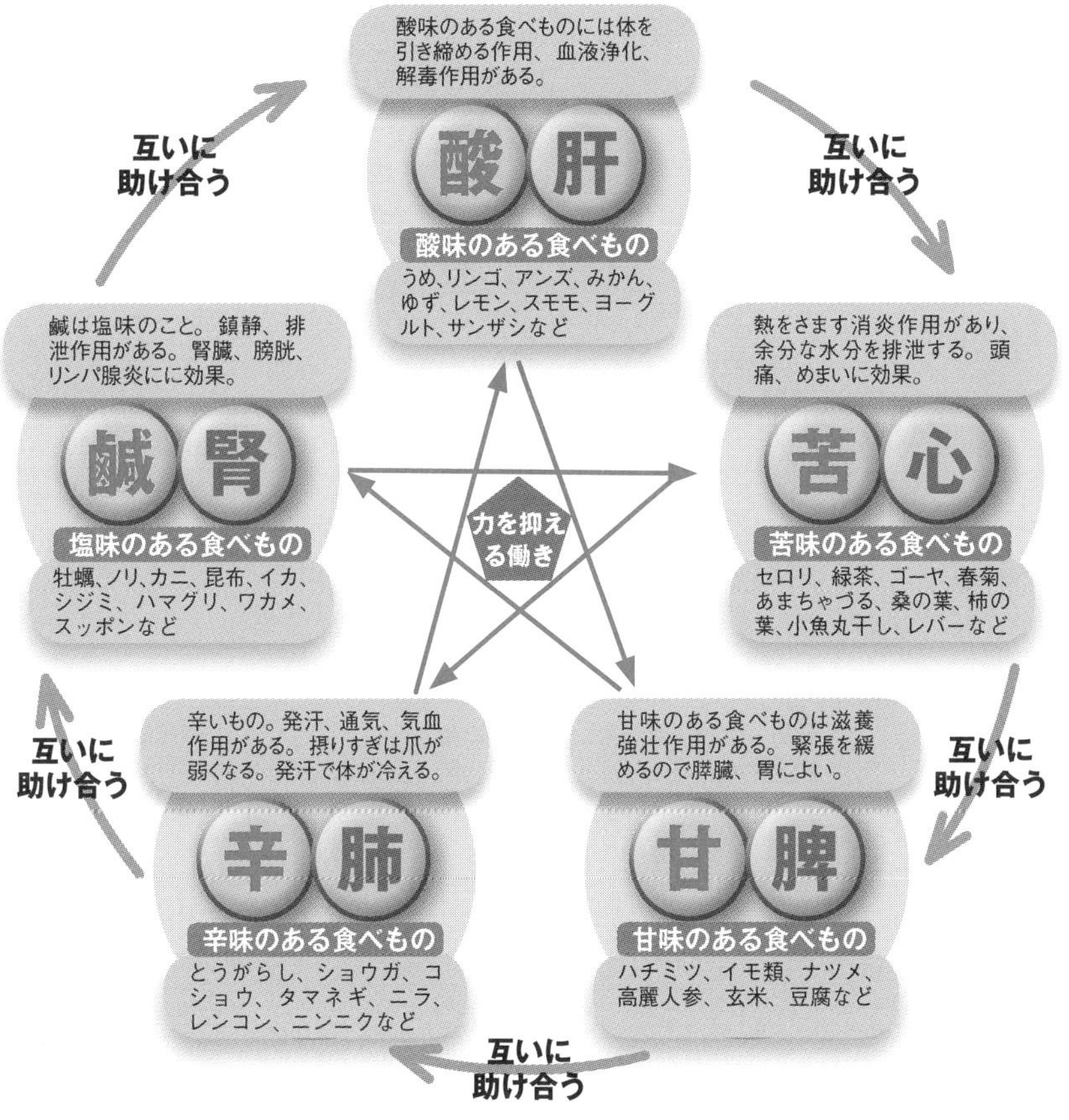
酸味のある食べものには体を引き締める作用、血液浄化、解毒作用がある。
酸
肝
酸味のある食べもの
うめ、リンゴ、アンズ、みかん、ゆず、レモン、スモモ、ヨーグルト、サンザシなど
互いに助け合う
熱をさます消炎作用があり、余分な水分を排泄する。頭痛、めまいに効果。
苦
心
苦味のある食べもの
セロリ、緑茶、ゴーヤ、春菊、あまちゃづる、桑の葉、柿の葉、小魚丸干し、レバーなど
互いに助け合う
甘味のある食べものは滋養強壮作用がある。緊張を緩めるので膵臓、胃によい。
甘
脾
甘味のある食べもの
ハチミツ、イモ類、ナツメ、高麗人参、玄米、豆腐など
互いに助け合う
辛いもの。発汗、通気、気血作用がある。摂りすぎは爪が弱くなる。発汗で体が冷える。
辛
肺
辛味のある食べもの
とうがらし、ショウガ、コショウ、タマネギ、ニラ、レンコン、ニンニクなど
互いに助け合う
鹹は塩味のこと。鎮静、排泄作用がある。腎臓、膀胱、リンパ腺炎にに効果。
鹹
腎
塩味のある食べもの
牡蠣、ノリ、カニ、昆布、イカ、シジミ、ハマグリ、ワカメ、スッポンなど
互いに助け合う
力を抑える働き

五味の働きと注意点

味	作用	働き	過食注意
酸味 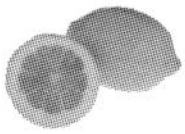	体を引き締める作用、血液浄化、解毒作用。	肝 の働きを促進 消化を助ける	食欲減退、下痢、多尿など。
苦味 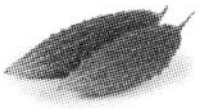	消炎作用、解熱作用、水分を排泄する。	心 の働きを促進 血液を全身に送る	風邪をひきやすくなる。肌のつやがなくなる。
甘味 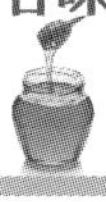	滋養強壮作用、疲労回復、緊張減少。	脾 の働きを促進 消化器系の働きを補う	体がだるくなる。むくむ。抜け毛が多くなる。
辛味 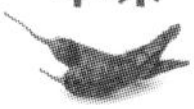	発汗、発熱、発散作用がある。	肺 の働きを促進 肺や大腸の働きを助ける	発汗で体が冷える、爪がもろくなる。
塩味 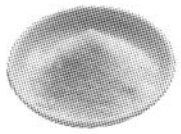	鎮静、水分調整作用がある。	腎 の働きを促進 腎・膀胱の働きを助ける	血液の粘度がが上がる、血圧上昇。

Part 4

身近な手 漢方の知恵で体がよみがえる

1 きれいな体をつくるために必要なこと

ダイエット

「近頃、ぽっちゃりお腹が気になる」、「痩せにくい体になった」、あるいは「ダイエットを決行しても長続きせずに、リバウンドを繰り返している」といった悩みを抱えている方は、多いのではないでしょうか。

ダイエットの基本は、健康を損ねないように、栄養バランスのとれた低カロリー食を規則正しく食べることです。極端に食べる量を減らすダイエットや、1つの食材だけを食べて痩せる単品ダイエットなどは、かえって逆効果です。

そんなときは、自然がつくり出した「自然薬」を取り入れてみましょう。

例えば、昔から民間薬として知られているアロエには、アロエステロールという植物ステロールが豊富に含まれています。このアロエステロールは脂肪燃焼を促進し、血糖値の上昇を抑える働きがあり、さらに食後の血中脂質の上昇を抑える効果があることもわかっています。食事に取り入れるなら、アロエ入りヨーグルトやアロエ入りジュース、ドレッシングやシロップ漬けなどがお勧めです。

手軽にダイエット効果を狙うなら、桑の葉茶も便利です。桑の葉にはDNJ（1-デオキシンノジリマイシン）という特有成分があり、これが糖の吸収を抑えてくれます。

ただし、体を冷やす効果があるので、冷え性でお悩みの方は単体ではなく、黒豆茶などの冷え性改善効果のあるものとブレンドすることをお勧めします。

体についてしまった脂肪を燃焼させるには代謝を上げること。それにうってつけなのがスパイスで

ダイエット効果のあるスパイス

クミン

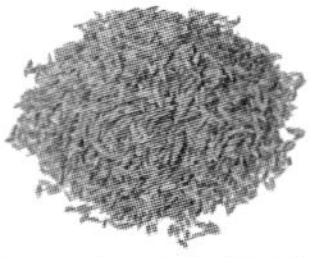

クミンは水分代謝を整えるだけでなく、体脂肪を減らしコレステロールを正常化する。

ジンジャー

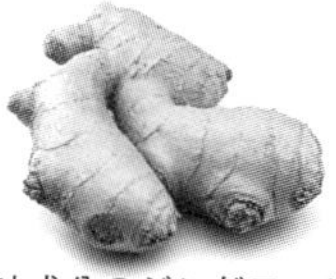

辛味成分のジンゲロールが血行をよくして代謝をアップするので、ダイエットには最適。

ウコン

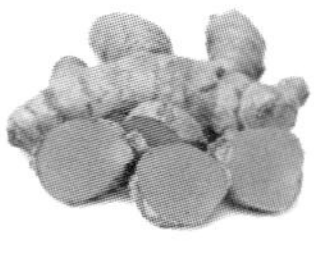

春ウコンとアキウコンがあり成分が異なる。ミネラル、クルクミンはアキウコンに多く含まれる。

トウガラシ

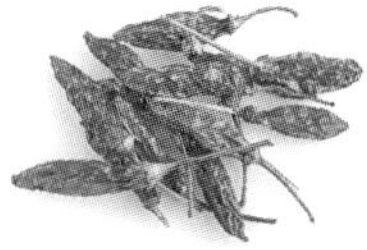

多く含まれる辛味成分のカプサイシンを摂取すると代謝がアップし脂肪を分解しやすくする。

黒胡椒

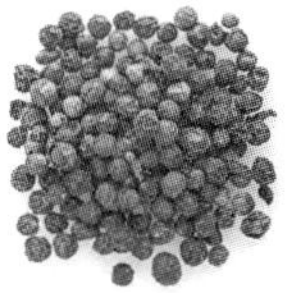

辛味成分のピペリンはエネルギーの燃焼と代謝を促進させる。また、食欲促進効果もある。

シナモン

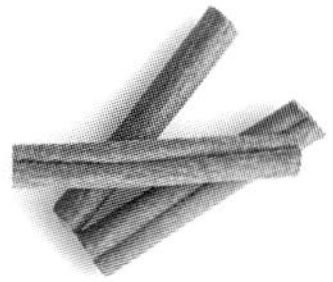

毛細血管の血行促進を促すだけでなく、中性脂肪、コレステロールを低下させる働きがある。

山椒

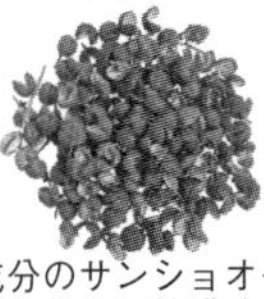

成分のサンショオールは整腸作用、粘膜強化作用があり、辛味成分は発汗作用、脳の活性化がある。

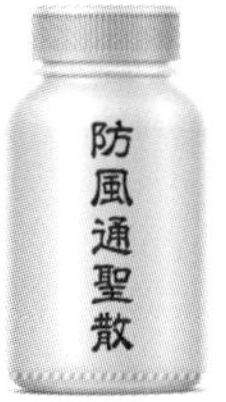

トウキ、シャクヤク、センキュウ、サンシシ、レンギョウなど18種類の生薬から構成され、お腹の脂肪を落とし脂質を便と一緒に排泄させる効果がある。

す。なかでもクミン、シナモン、ジンジャー、ウコン、黒コショウ、山椒、トウガラシなどは、ダイエットと美肌に効果のあるスパイスとして知られています。

使い方はいたってシンプル。例えばクミンなら、ヨーグルトやスムージーに足したり、トーストに振りかけたり、食材に一振りして煮たり、焼いたり、炒めたり。シナモンなら、コーヒーやココアなどのホットドリンクやトーストに。また、トマトとの相性がいいので、ケチャップ料理やトマト料理に振りかけてみてください。

「それでも痩せない」というときは、漢方薬が手助けをしてくれます。

* 漢方薬は体質により効能に差があり、副作用の安全管理面からも専門医に相談し、検査管理をおこなうことをお勧めします。

肥満によく用いられる漢方薬の1つとして防風通聖散《ぼうふうつうしょうさん》がありますが、これに君薬として使われている生薬は、麻黄《まおう》、大黄《だいおう》、石膏《せっこう》の3種類です。

麻黄は、マオウ科のマオウなどの地上茎を乾燥したもので、発汗、解熱、咳止め、利尿、鎮痛などの薬効があります。また、エフェドリンという成分が含まれていますが、これはドーピング検査の規制物質に指定されているので、スポーツ大会に出るときなどは、注意が必要です。

大黄は、タデ科のダイオウ属植物の根および根茎を乾燥したもので、緩下、消炎、健胃および瘀血改善作用などがあります。

石膏は数少ない鉱物の生薬で、体を冷やす「寒」の性質があるとされており、解熱作用や止渇作用などがあるとされています。

これらを君薬とした防風通聖散は、どちらかというと体力があってがっしりしている固太りタイプ（実証）に合う漢方薬です。体力があまりない水太りタイプ（虚証）の方には、防已黄耆湯《ぼういおうぎとう》が向いています。

浮腫

午後になると足がむくむ、朝起きると顔がむくんでいる。こうした体のいろいろな部分に出る浮腫は、体内に溜まった過剰な水分です。漢方では、浮腫は五臓の機能失調により、体内の水分の流れが停滞して生じると捉えます。

浮腫かどうかを簡単に判断するには、足のすねを指で押してみることです。指の跡がついて戻らなければ浮腫です。

浮腫の原因としては、腎機能障害、心臓病、低たんぱく血症、薬剤性などがあり、これらについては検査の必要があります。一方、原因不明の浮腫は「突発性浮腫」で、女性に多いことが特徴です。

浮腫解消のために取り入れたい食材の1つに杏仁があります。杏仁は、アンズの種子の中にある仁を取り出したもの。生薬ではキョ

美肌・浮腫に効果がある漢方

トウガン

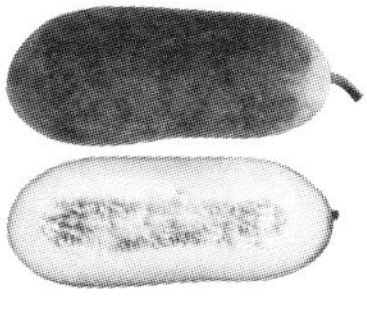

トウガンの種子は冬瓜子、皮は冬瓜皮と呼ばれている。便秘、しみ、そばかす、浮腫、むくみなどに効果がある。薬膳料理に欠かせない。

杏《きょう》仁《にん》

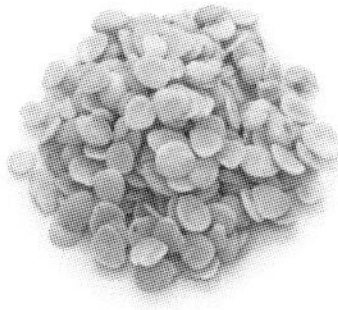

アンズの種子を乾燥させたもの。おもな成分はアミダグリンで呼吸中枢を沈静化させたり、油脂が腸を活性化させて便通をよくさせる。

佩蘭《はいらん》

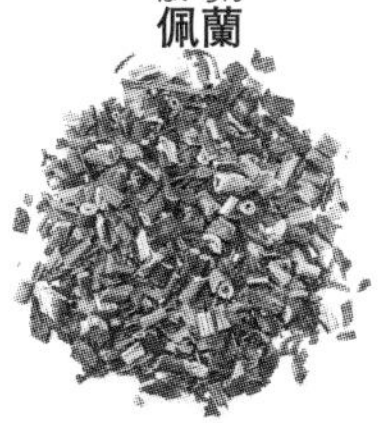

フジバカマの茎を乾燥させたもので、桜餅のような香りがする。食欲不振、消化不良、嘔吐、糖尿病、浮腫などにも効果。搔痒感解消に入浴剤にも。

ウニンと呼ばれ、水分代謝をよくする働きがあります。

　また、秋の七草の1つ、フジバカマの全草を乾燥させた生薬、佩《はい》蘭《らん》は、余分な水分を取り除く作用があります。佩蘭と緑茶、あるいは麦茶やミントなど、好みのものを加えれば、オリジナル健康茶のできあがり。ぜひ、試してみてください。

　トウガンも、ぜひとも取り入れたい食材です。漢方では種の冬瓜《とうが》子《し》、皮の冬瓜皮《とうがひ》が生薬として用いられており、薬膳にもよく利用されています。

　水分が多い夏野菜ですが、長期保存が可能で、くせがなくて料理もしやすいのが特徴。

さまざまな作用がありますが、とりわけ注目したいのが浮腫の解消。トウガンに多く含まれているカリウムには利尿作用があることから、体内の余分な塩分や水分の排出を促す効果があり、浮腫の予防や解消、さらには高血圧の予防にも効果があります。

　また、トウガンにはビタミンCも含まれています。ビタミンCは、シミやソバカスの原因となるメラニンの生成を抑え、コラーゲンの生成を助ける働きがありますから、美肌効果やアンチエイジング効果も期待できます。さらにトウガンにはサポニンという栄養素も含まれています。サポニンには中性脂肪を分解して、コレステロール値を下げる働きや、糖や脂肪の吸収を抑える作用があります。

余分な水分や老廃物が溜まりやすい体質を湿体《しったい》証といいますが、この場合、停滞する水分を正常に流れるようにする漢方薬で浮腫を解消していきます。

その代表的な処方は五苓散《ごれいさん》で、君薬は沢瀉《たくしゃ》という生薬です。

沢瀉は中国、韓国を産地とするサジオモダカという植物の茎を表皮を除いて乾燥したもので、止渇、利尿作用があり、めまいを治す効果もあります。

五苓散は、この沢瀉、茯苓《ぶくりょう》、猪《ちょ》苓《れい》の組み合わせにより、尿量を減少して、浮腫の症状に使用します。

一方、ほてりや口の渇きがある場合は、体内に不要な水と熱が溜まりすぎている湿熱証ですので、猪《ちょ》苓湯《れいとう》や茵蔯《いんちん》五苓散《ごれいさん》がいいでしょう。

また、心疾患による浮腫には木《もく》防已湯《ぼういとう》、肝疾患、腎疾患による浮腫には分消湯《ぶんしょうとう》、アレルギーなどで生じる突発的な浮腫には、小青竜《しょうせいりゅう》湯《とう》や越婢加朮湯《えっぴかじゅつとう》などを使います。

美しい髪の毛

東洋医学では髪は「血余」といい、血の余りだと考えられています。また、「腎の華は髪にある」ともいわれ、生命エネルギーの象徴は髪に現れると考えられています。

髪の悩みには、抜け毛や薄毛、白髪、枝毛、髪の毛の傷み、きれやすい、つやがない、ぱさつく、細くなった、ハリがないなどがありますが、その原因としては、ストレスや自律神経の乱れ、栄養状態の悪化、血行の悪化などにより、髪の毛に十分な栄養が供給されていないという内的要因と、間違ったヘアケアや紫外線などの外的要因があります。

かつては、白髪や抜け毛は老化のサインとされていましたが、最近は若い人も増加傾向にあるようです。とくに若い女性の中には、無理なダイエットで髪が細くなり、ぱさつきが目立つ人もいます。

この「ぱさぱさタイプ」に必要なのは、腎と肝の機能を高め、不

腎・肝の機能を高め血液を補充する

クコの実

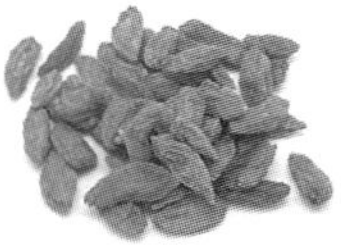

抗酸化作用、免疫力アップ、滋養強壮、コレステロール、中性脂肪を低下させる効果もある。アンチエイジング効果も期待される。

ナツメ

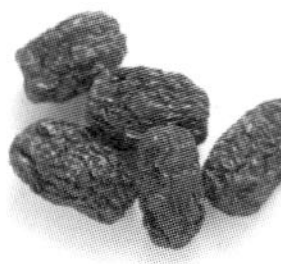

楊貴妃が好んで食べていたとされる。気と血を補い、精神安定の作用もある。その他、不眠解消、冷えの改善など、女性にはうれしい効果。

竜眼肉

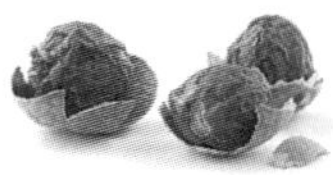

一般的にライチといわれており、竜の眼に似ている。滋養作用が強く免疫力を高める効果もある。補血作用により貧血、体力低下に効果。

桑の実

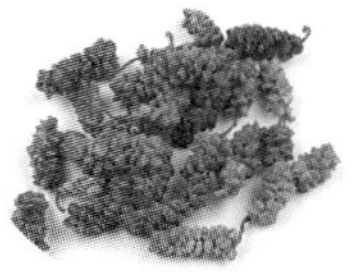

腎を強くするので、血を増やし白髪、抜け毛に効果。アンチエイジング、生活習慣病にも効果があるという研究も。アンチエイジングにも。

足した血を補充する食材です。

そこで常備しておきたいのが、クコの実（ゴジベリー）、ナツメ、竜眼肉《りゅうがんにく》などのドライフルーツや、桑の実です。

クコの実は、中国では古くから不老長寿の生薬として使われてきた食材で、絶世の美女として知られるあの楊貴妃《ようきひ》も毎日食べていたと言い伝えられています。スーパーフードとして、近年注目されていますが、体調を整えるため、白髪ケアや予防にも効果的です。

ナツメは、漢方では大棗《たいそう》という名前で生薬に使われており、胃腸を保護する作用や、不足した血を補う働きがあります。また、ナツメに含まれる亜鉛は、髪の毛の新陳代謝を助け、さらにキューティクルを保ち、健康な髪を維持してくれます。

竜眼肉は、リュウガンの果肉（仮種皮）を乾燥した生薬で、血を補う作用があるとされています。薬膳では皮ごと乾燥させたものが使われ、皮を軽く割って紅茶と一緒に煮出したり、皮のまま薬膳鍋に入れたりして使います。

桑の実もまた血を補う作用があることから、白髪や抜け毛の改善によいとされており、桑椹《そうじん》の名で生薬としても利用されています。

その他、クルミやアーモンドなどのナッツ類や、黒ゴマ、黒豆、何首烏《かしゅう》なども、お勧めです。何首烏はツルドクダミの塊根部分を乾燥させたもので、「美髪の秘薬」として知られている生薬です。

髪が抜けやすい、ぱさついているなどの症状に使われる漢方薬に温清飲《うんせいいん》があります。温清飲の「温」は温める、「清」は清める、熱を冷ます、の意味。つまり、この漢方薬は体の内側を温めて血行をよくし、表面の熱感をとる薬です。

温清飲は四物湯《しもつとう》と黄連解毒湯《おうれんげどくとう》という2つの漢方薬の合方（合剤）です。

四物湯の君薬は、セリ科トウキ属植物の根を乾燥した当帰《とうき》という生薬で、これには血の質を上げて量を増やす効能があります。一方、黄連解熱湯の君薬は、キンポウゲ科のセリバオウレンなどの根茎を乾燥した黄連という生薬で、熱を冷ます効能があります。

その他、腎機能が低下していて、髪が気になる場合は、補中益気湯《ほちゅうえっきとう》などを、体内に熱や水分を余分に溜めている状態なら瀉火利湿顆粒《しゃかりしつかりゅう》などを用います。

美しい爪

指先や爪は意外に目につくものですが、最近は女性だけでなく、男性のネイルケアも定着しつつあるようです。

爪は、指先を保護すること、物をつかみやすくすること、そして

指先の微妙な感覚などに重要な役割を果たしています。また、健康状態を映し出す鏡のような役割もあります。

健康な状態では、爪は全体的に薄いピンク色で、潤いがありますが、体に何らかの異常が生じると、爪に縦筋や横筋が入る、爪が割れやすくなる、白い斑点ができるなどの症状が現れてきます。

東洋医学では、爪は「筋余」といわれ「筋の余り」とされています。ですから、筋の栄養である血が少ないと、末端の爪にまで栄養が届かず、爪にこうした症状が出るというわけです。

前に五行論のお話をしましたが、爪と肝は同じグループに属し、密

美しい爪を保持し、血液もきれいにするスギナ

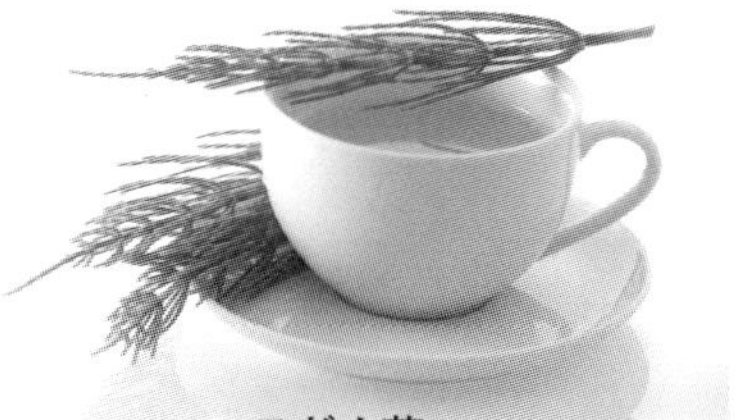

スギナ茶

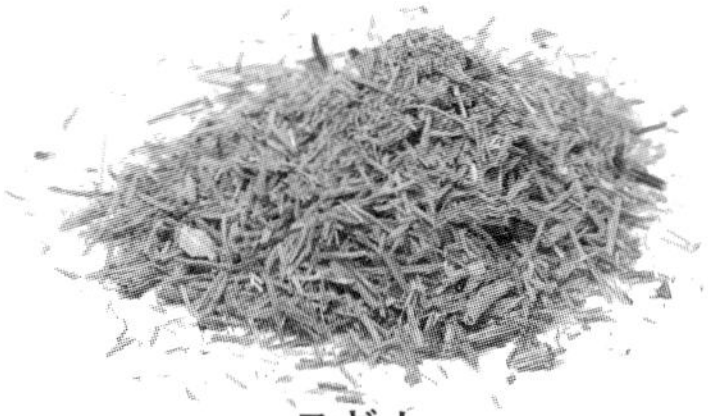

スギナ

春に芽をだすツクシが枯れたあとにスギナがでてくる。スギナを乾燥させたものを問荊といいい、民間薬としても重宝されており、スギナ茶やスギナ酒にして楽しむこともできる。

接に関係しています。従って、健康な美しい爪をつくるには、肝を養い、血の不足を補って巡りをよくすることです。

　そんなときに強い味方になってくれるのがスギナです。スギナは漢方では問荊《もんけい》といわれ、昔から民間薬として活用されており、ヨーロッパではホーステールと呼ばれ、ハーブとして利用されている植物です。

　スギナにはミネラルとケイ酸が豊富に含まれているため、爪の縦筋や、爪がすぐに割れてしまうのを防いで、爪を強くしてくれます。また、血液をきれいにする作用があり、肝の働きを助けるといわれています。

　簡単なのは、お茶で取り入れる方法。乾燥させたスギナをティーポットに入れてお湯を注ぐだけです。

　また、スギナには他にも髪の毛を丈夫にする、肌に弾力をもたせるなどの作用があります。

　ただし、微量のニコチンが含まれているので、子どもやニコチンに対して敏感な方、心臓または腎機能不全と医師に診断された方は、避けてください。

　爪のトラブルを改善する漢方薬としては、牛車腎気丸《ごしゃじんきがん》などがあります。

　この牛車腎気丸は、筋骨に栄養分を与え、水分代謝をよくする八《はち》味地黄丸《みじおうがん》という処方に、体を温め

て血行をよくする生薬や、余分な水分を体の外へ排出する生薬を加えた漢方薬です。

君薬は、附子《ぶし》と桂皮《けいひ》。附子はキンポウゲ科シナトリカブトの子根を乾燥したもので、新陳代謝をよくして体を温め、血流を改善し、強心作用、鎮痛作用、利尿作用を持ちます。

桂皮は、クスノキ科トンキンニッケイやその他同属植物の樹皮を乾燥したもの。一般にはシナモンとして知られ、古代エジプト以来のスパイスです。

他方、中国では大昔から薬用として用いられ、多くの漢方薬に配合されています。薬効の幅が広く、血流を改善する作用をはじめ、免疫力回復や胃腸の機能を整えるといった作用があります。また、強壮、強精薬として欠くことのできない生薬でもあります。

その他、爪が割れたり、欠けたりする症状には、地黄《じおう》、芍薬《しゃくやく》、川芎《せんきゅう》、当帰《とうき》といった生薬を含む漢方薬を用いることもあります。例えば十全大補湯《じゅうぜんだいほとう》もその1つです。

毛深い

体毛の濃い、薄い、多い、少ないには、個人差があります。最近は、男性の中にもムダ毛処理をする人が増えてきているようですが、毛深さを気にしているのは、やはり圧倒的に女性のほうが多いのではないでしょうか。

毛深さの主な原因は、ホルモンにあります。私たちは、男性であれ女性であれ、男性ホルモンと女性ホルモンの両方を持っていますが、そのうち男性ホルモンは体毛を発育させ、女性ホルモンは髪の毛の成長促進に働いています。ですから、もともと体毛の濃い女性は、比較的男性ホルモンが多いか、あるいは男性ホルモンに対する感受性が高いといえます。

一方、この2つのホルモンバランスが悪いことでも、体毛は濃くなります。その場合の改善方法は、ホルモンバランスを整えることです。

毛深さはホルモンバランスにありにあり

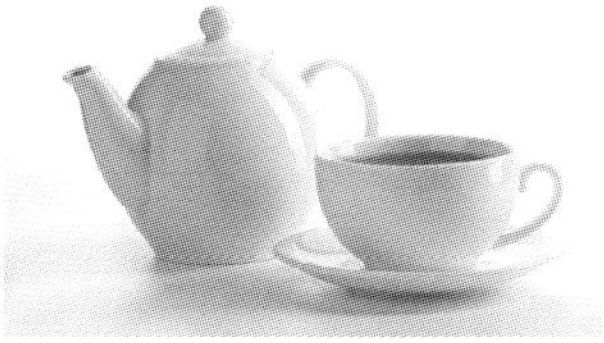

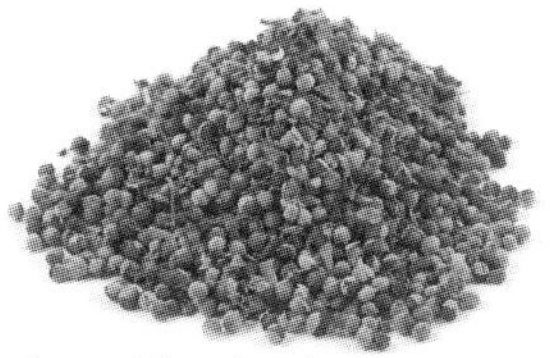

セイヨウニンジンボク（チェストツリー）

中国が原産の人参木《にんじんぼく》の一種で南ヨーロッパ原産。コショウの代用としても使用。民間薬として、月経不順、生理痛などに利用されてきたが、近年では、ホルモンバランスを整える働きがあることに注目されている。

ホルモンバランスを整えるには、必要な栄養をまんべんなく、適量摂ることと、適正体重を維持することが大事です。太りすぎ、痩せすぎは、ホルモンバランスを崩す原因となります。ちなみに玄米、鶏肉、大豆製品、青魚などの食材は、過度の男性ホルモン分泌を抑制する作用があります。

　お勧めは、チェストベリーやセージのお茶。チェストベリーはセイヨウニンジンボク（チェストツリー）の果実で、民間薬やスパイスとしてヨーロッパでは古くから利用され、近年はホルモンバランスを整える働きがあることから、「女性のためのハーブ」と注目されています（妊娠中や授乳中の摂取は避けてください）。

　セージもその香りに、女性ホルモンの分泌を促し、ホルモンバランスを整える作用があります。セージ単体だけでなく、ラベンダーなどを組み合わせると、より効果的です。

　漢方薬でぴったりなのが、芍薬《しゃくやく》甘草湯《かんぞうとう》です。証に関係なく、いろいろなタイプの方に使うことができます。

　芍薬甘草湯は、名前にある芍薬と甘草、2種類の生薬で構成されていて、そのいずれもが君薬です。

　芍薬は、ボタン科シャクヤクの根を乾燥したもので、古くから婦人病の薬として用いられ、女性ホルモンの分泌を整え、肌も美しく艶やかになるといわれています。また、筋肉の痙攣を緩和させる作用や血管の働きを順調にする作用があり、慢性胃炎、生理不順、月経異常、体力減退時の冷え症や貧血症、カゼなどの症状に効果があります。

甘草は、マメ科カンゾウ属植物の根や根茎を乾燥したもので、漢方薬で一番よく使われる生薬です。砂糖の数十倍の甘味があるグリチルリチン酸をはじめ、多くのフラボノイドを含み、薬効は鎮痛、鎮《ちん》痙《けい》、鎮咳《ちんがい》、去痰《きょたん》、解毒など。フラボノイドはいろいろな生薬相互の作用を和《なご》す力があるとされ、作用の強すぎる薬と一緒に用いるとその毒性は緩やかになり、緩やかな作用の薬と一緒に用いるとその薬力が補強されるとされています。

口臭

口臭のほとんどの原因は、剥がれ落ちた粘膜のカスや唾液、食べ物のカスなどに含まれるタンパク質が、口の中に棲みついたバクテリアにより分解・発酵される過程で出るガスです。また、歯周病やむし歯、プラーク、歯石、舌苔なども原因に。起床時や空腹時、緊張したりストレスがあるときなども、唾液の分泌が減って口の中が乾燥し、口臭が強くなりやすいです。

口臭が気になる人には、ナタ豆がお勧めです。マメ科ナタマメ属の植物で、有名な昔話『ジャックと豆の木』のモデルになったといわれており、英語名はソードビーンズ（剣の豆）、日本語名のナタ豆も刃物のナタに形が似ていることからつけられました。

中国では刀豆《とうず》として生薬に用いられており、古典的な名著『本草綱目』の中には「腎を益し、元を補う」（生命エネルギーの源である気を蓄えておく腎の機能を高め、病気に負けない免疫力をもたらす）と記されています。

ナタ豆に含まれるカナバニンという成分には、炎症を抑える作用があり、ナタ豆を継続的に摂取すると歯茎の腫れや出血などが改善

カナバニンは歯ぐきの腫れや出血を抑える

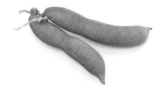

ナタマメ

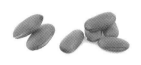

中国の古文書に登場するほど古くから漢方薬として使用されている。刀の形をしていることから刀豆と呼ばれ、豆はピンクのきれいな色をしている。血液浄化・血行促進・排膿・消炎作用などがある。

口腔内を清潔に保つハーブ

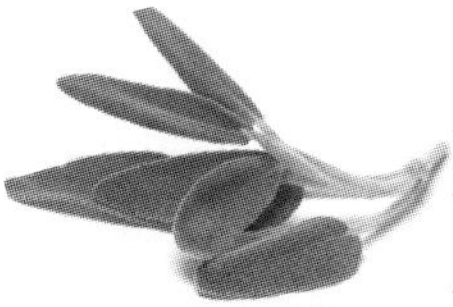

セージ

別名薬用サルビア。口内炎、喉の痛み、消化不良に効果。ほかに、生理不順、生理痛、更年期障害。

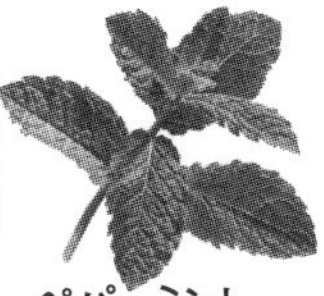

ペパーミント

抗菌作用があるだけでなく、中枢神経を刺激して脳に活力を与えてくれる。眠気解消にも効果。

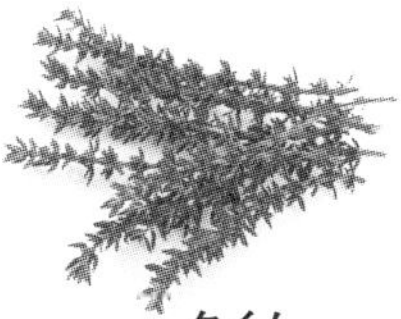

タイム

口臭予防、咳、喉の痛みに効果。風邪の初期症状、うがいにも。防腐効果でソーセージ、ハムに使用。

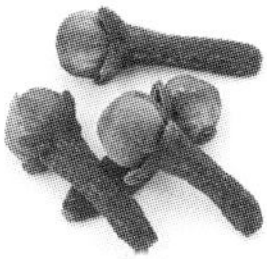

クローブ

オイゲノールが消臭・殺菌効果をもたらす。消化不良、健胃、吐き気、血糖値を下げる働きも。

する傾向があります。さらにコンカナバリンAという、ナタ豆特有の成分には、免疫力を高める働きがあり、口の中の善玉菌がバランスよく維持されるため、歯周病や口臭の予防、改善に有効だといえるのです。

その他、ナタ豆には腎機能を高める効果、むくみの予防、改善効果、血行促進効果、蓄膿症改善効果、アレルギー症状改善効果、糖尿病の進行を抑制する効果、ダイエット効果など、さまざまな働きが期待できます。

ちなみに、野菜として食べる場合の旬は7月〜9月。また、ナタ豆茶などの加工品もありますから、手軽に取り入れることができます。

セージ、タイム、ペパーミント、クローブなどのハーブやスパイスも、口の中を清潔に保つ助けになります。

セージは、抗酸化作用、抗菌作用、収れん作用があり、歯肉炎や口内炎などによく用いられます。清涼感と爽やかな香りと味が特徴のペパーミントも、抗菌作用や収れん作用が。タイムやクローブにも強い抗菌作用と殺菌作用があります。

口臭治療のための漢方薬の1つとして、黄連《おうれん》解毒湯《げどくとう》を挙げることができます。これは、体の中に熱がこもってしまう「実熱」体質の方のための処方です。

実熱になると、舌の先を中心として、舌全体が赤く変色してきて、その色が赤ければ赤いほど、口臭も酷《ひど》くなりがちです。黄連解毒湯は、体を冷やしてその熱をとることを目的とした漢方薬なのです。

君薬は、キンポウゲ科のセリバオウレンなどの根茎を乾燥した黄連。消炎、止血、健胃、鎮静などの効能があり、口内炎、食欲不振、腹痛、下痢などに用いられます。

その他、血の流れが悪い体質の方の口臭には、桂枝《けいし》茯苓丸《ぶくりょうがん》などの漢方薬が。体内の水分が少ない乾燥型の口臭には麦門湯《ばくもんとう》、清心蓮子飲《せいしんれんしいん》など、ネバーッとした湿潤型口臭には半夏厚朴湯《はんげこうぼくとう》など、体の働きが低下しているタイプの口臭には六君《ろっくん》子湯《しとう》などの漢方薬が適しています。

2 美しい肌

美肌・美白

美しく透き通った白い肌は、多くの女性にとって憧れの的です。しかし、その反面、色が黒い、キメが粗いなど、悩みを抱えている方も多いようです。

肌が黒くなる原因の1つは、紫

楊貴妃が愛したライチは皮膚の老化を防ぐ

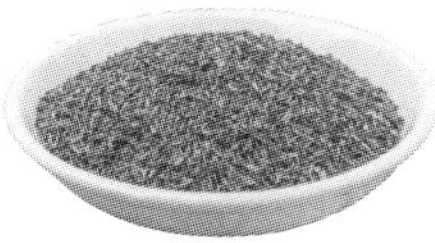

ルイボスティー

活性酸素を取り除き細胞の老化を防ぐ。さらに、毛細血管を丈夫にするだけでなく、血流をよくし血圧降下にも効果。

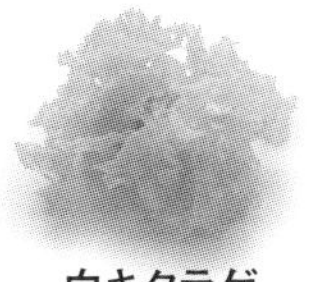

白キクラゲ

肌に張りと弾力、潤いを与えるとして古くから食される。動脈硬化、心筋梗塞にも効果。

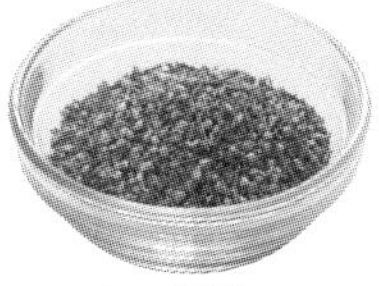

ヒースティー

メラニン生成抑制作用があるアルブチンが含まれている。美白効果、色素沈着に優れており、化粧水にも利用できる。

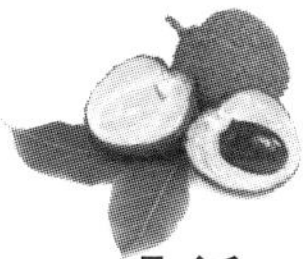

ライチ

多くのビタミン、ミネラルを含み、滋養強壮・補欠効果、疲労回復をはじめ、皮膚の老化を防ぐ効果がある。

外線によるものです。紫外線を浴びるとメラニン色素が大量に増え、日焼けした状態になります。普通は日に当たる機会が少なくなると元に戻るのですが、紫外線を大量に浴びすぎると、皮膚の細胞が壊されて、黒い色素が沈着してしまうのです。

　また、睡眠不足や疲れから肌がくすんで、そのせいで黒く見えてしまうということもあります。そんな場合は、十分に体調を整えることが必要です。

　美白に欠かせない食材といえば、まずビタミンCたっぷりのキウイフルーツやイチゴ、レモン、オレンジなどの柑橘類、トマト、パパリカといった野菜。ビタミンCはメラニン生成の抑制や、沈着したメラニンにも働いて、美白効果が期待できます。

　また、ビタミンEもメラニンの生成を抑え、肌の血行を良くして新陳代謝を活発にしてくれますから、積極的に摂りたい栄養素の1つです。アーモンドやクルミなどのナッツ類やアボカドなどに多く含まれています。

　薬膳でよく使われる白キクラゲやライチも、肌に潤いを与えてくれる食材です。

　ライチは楊貴妃が愛した果物として有名で、皮膚の老化現象であるシワやタルミを防ぎ、ヒアルロン酸の分解を抑制し、保湿作用やメラニン抑制作用を持ち、抗酸化活性による美肌美白効果や保湿効果をもたらします。中国では古くは強壮剤として用いられ、ライチの種子は茘枝核《れいしかく》といい、生薬として使われています。

　このライチ（皮をむいたもの）と乾燥ナツメをワインと黒砂糖でコンポートにすれば、「美肌スイーツ」のできあがりです。ナツメには体力、気力を補う働きがあり、コラーゲンをつくり出す線維芽細胞を活性化する作用があります。

　ヒースティーやルイボスティーなどのお茶も、体の内側から肌をきれいにします。

　ヒースは、ヨーロッパの人々にとって、古くから欠かせないハーブです。花にはアルブチンという成分が豊富に含まれていて、メラニンの生成を阻害します。

　一方、ルイボスティーは、抗酸化成分やビタミンC、ミネラルがバランスよく含まれているお茶で、肌だけでなく、全身の代謝や免疫力アップにも効果があります。

　美肌・美白には、メラニン色素を分解する漢方薬が有効で、その代表的なものに柴胡桂枝湯《さいこけいしとう》があります。

　柴胡桂枝湯は、小柴胡湯《しょうさいことう》と桂枝湯を合わせた処方で、小柴胡湯の君薬は柴胡。セリ科のミシマサイコなどの根を乾燥した生薬です。柴胡は美白化粧品にもよく含まれている成分ですが、これを直接、体の中に取り入れて、効果を上げます。

　また、桂枝湯の君薬は桂皮。桂皮は、クスノキ科トンキンニッケイやその他同属植物の樹皮を乾燥したもので、シナモンでおなじみ。停滞しているものを動かし、発散させる作用があるため、肌の新陳代謝にも有効なのです。

　もともと浅黒い肌の人や、肌の色つやが悪く、ほてりなどの症状がある人は、温清飲《うんせいいん》も効果的です。

乾燥肌

乾燥肌は、肌がカサカサして、ときには痒みが出たり、炎症を起こすこともあり、とても不快です。

　肌が乾燥する最も大きな原因は、

肌の必須成分セラミドの材料になるアボカド

アボカド

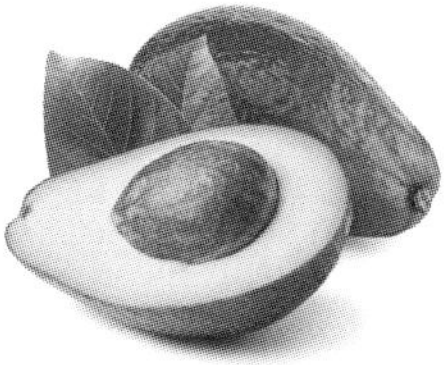

ビタミンEを豊富に含むので、肌荒れ、肌ツルツル、抗酸化作用により血流を改善し、細胞をよみがえらせる。豊富な不飽和脂肪酸は血栓を防ぎ、新陳代謝を高める。

乾燥肌改善に役立つ漢方薬

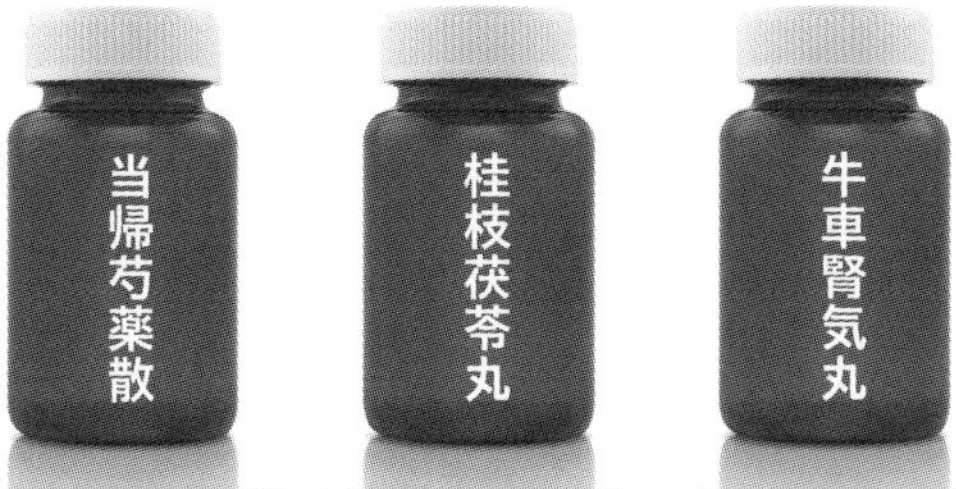

月経不順、更年期障害、疲労倦怠、冷えなどにも。

月経異常、更年期障害、しみ、湿疹、皮膚炎などにも。

かゆみ、むくみ、頻尿、高血圧に関係する肩こりなど。

ターンオーバーが乱れて、肌の水分を保つ3つの組織――「皮脂膜」、「NMF（天然保湿因子）」、「セラミド（細胞間脂質）」の働きが低下することにあります。ターンオーバーとは肌の新陳代謝のこと、つまり皮膚の細胞が新しく生まれ変わることで、このターンオーバーが活発に行われていれば、肌の機能が正しく働いて、乾燥を防ぐことができます。

また東洋医学では、肌が乾燥するのは水の不足、血の不足が原因だと考えられています。ですから、乾燥肌の改善には、これらを補う必要があります。

西洋医学的に見ても、東洋医学的に見ても、カサカサ肌には食生活がとても重要です。

例えば、ニンジン、ピーマン、ホウレンソウなど抗酸化作用のあるカラフルな野菜、保湿力を高めるタンパク質を含む肉、魚、大豆など、コラーゲン生成に不可欠で、肌のターンオーバーを整える作用のあるビタミンCが豊富なキウイ、イチゴ、オレンジなどは、肌免疫を高めます。

また、「森のバター」といわれるアボカドは、セラミドの材料となる必須脂肪酸の宝庫です。その他、クルミ、サーモン、高野豆腐など。薬膳でよく使われる松の実やピーナッツ、アンズも、乾燥対策に積極的に取り入れたい食材です。松の実は、乾燥した体を潤す作用があるとされ、海松子《かいしょうし》と呼ばれる生薬としても用いられます。

一方、血行を促進するハーブティーや鎮静作用のあるハーブティーもお勧めです。例えば、ジンジャーやルイボス、ローズマリー、ローズヒップ、ハイビスカスなどは、肌の血行をよくすることで、ターンオーバーの乱れを改善します。

また、ジャーマンカモミールは、最もよく使われているハーブの1つですが、体を温め血行を良くし、炎症を抑える働きがあるので、乾燥肌で痒みや炎症が起こっているときにも効果的です。

乾燥肌の改善に使われる漢方薬の1つに、四物湯《しもつとう》があります。四物湯は、血が不足した血虚に対する基本的な方剤で、体力が低下して冷え症で、肌がカサカサと乾燥して、色つやが悪い人に向く薬です。乾燥した肌を潤す効果があり、乾燥による肌荒れや、乾燥が目立つ皮膚炎の治療にも使われています。

君薬は地黄《じおう》。地黄はコマノハグサ科ジオウ属植物の根茎で、生のままを鮮地黄、そのまま乾燥させたものを乾地黄、蒸してから乾燥させたものを熟地黄といい、補血、強壮、止血、滋潤などの効果があります。

その他、当帰芍薬散《とうきしゃくやくさん》や桂枝茯苓丸《けいしぶくりょうがん》、牛車腎気丸《ごしゃじんきがん》などの漢方薬も乾燥肌改善に用いられます。

吹き出物（ニキビ）

ニキビ、吹き出物といいますが、これは基本的には同じものです。ニキビも吹き出物も実は俗称で、「尋常性ざ瘡《そう》」というのが正式な疾患名です。その中で、成人以降になってからできるものを思春期後ざ瘡といい、俗称、吹き出物＝「大人ニキビ」です。

ニキビは、毛穴に皮脂や汚れが詰まり、ここにアクネ菌という細菌が増殖してできます。大人のニキビの場合は、ターンオーバー（肌の新陳代謝）の乱れから、古い角質がはがれ落ちずに、それが蓄積してしまうケースが多いようです。

ターンオーバーが乱れる原因は、

吹き出物は肌の新陳代謝が問題

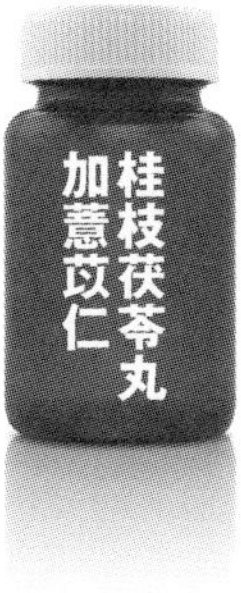

肌荒れなど、肌の状態を改善する効果もあるだけでなく、血行をよくすることで熱のバランスが整い子宮の炎症を和らげる。
生理不順、生理痛、肩こり、冷え、更年期障害に効果あり。

ハトムギはイボ取りの民間薬

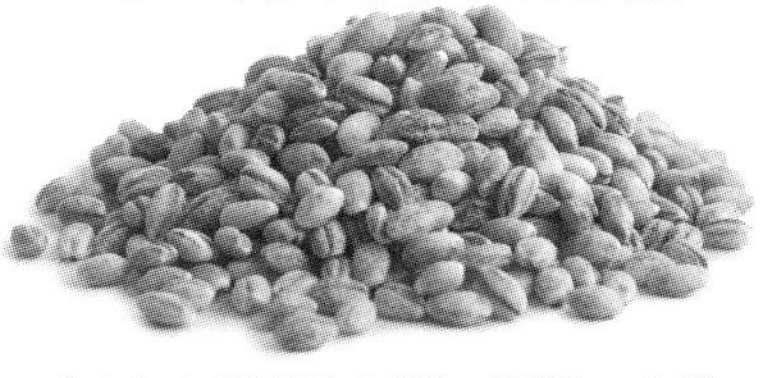

昔からイボ取り吹き出物、肌荒れニキビなどに効果があることで、利用されている。肌の保湿力を高めてくれる効果も見逃せない。それ以外の効果で特筆すべきなのは血液浄化作用だ。

肌の乾燥や過度のストレス、睡眠不足などさまざまで、とくに女性の場合は、ホルモンバランスとも密接に関係しています。

女性の体にはエストロゲンとプロゲステロンという2つの女性ホルモンがあり、前者は皮脂の分泌を抑え、後者は皮脂の分泌を促す働きがあります。通常、この2つのホルモンはバランスを保っているので、皮脂も適度な量が分泌されているのですが、生理前などはプロゲステロンが優位になるため、皮脂が過剰に分泌されて、ニキビができやすくなるのです。

そこでお勧めなのが大豆や、豆乳、豆腐などの大豆製品です。これらに含まれるイソフラボンにはエストロゲンと似た働きがあるため、プロゲステロンが優位になっているときに摂取すると、プロゲステロンの働きを弱め、皮脂の分泌を抑えることができます。

ハトムギ、緑豆、小豆なども、お勧めです。

ハトムギは、イボとりの民間薬として知られており、生薬では薏《よく》苡仁《いにん》といいます。消炎、利尿、鎮痛、排膿作用があり、血行や新陳代謝をよくして、解毒排泄を促すため、吹き出物やシミなどの肌トラブルにも効果的なのです。

同様に、緑豆や小豆も、毒素を分解して膿《うみ》を出す効果があるため、吹き出物や腫れ物などのトラブルによい食材です。

ハトムギと小豆、緑豆と大豆などの組み合わせで、薬膳粥を楽しんでみてはいかがでしょう。

その他、吹き出物に効果があるとして知られているものに、ドクダミ茶や杜仲茶《とちゅうちゃ》があります。古来より薬用として飲用されてきたドクダミ茶には、体内の毒素を排泄する作用があり、杜仲茶にはニキビ治療に欠かせないコラーゲン生成作用が認められています。もちろん、ハトムギ茶も外せないお茶であることは、いうまでもありません。

漢方薬では、生理前に吹き出物が酷くなる傾向にある人に対しては、桂枝茯苓丸加薏苡仁《けいしぶくりょうがんかよくいにん》を使います。これは桂枝茯苓丸という生理不順などによく用いられる漢方処方に、肌の荒れなどに使われる薏苡仁を加えた処方で、生薬の組み合わせにより、血の巡りをよくする働きがあります。それによって、肌に栄養を行き渡らせ、肌のターンオーバーを正常化させることで、吹き出物やシミを改善させるものです。

君薬は桂枝と茯苓。桂枝は、クスノキ科ケイの若枝を乾燥したもので、発汗、解熱、鎮痛、健胃などの作用があります。

茯苓は、マツなどの根に寄生するキノコ（マツホド）の菌核を乾燥し、外皮を除いたもので、利尿作用、健脾、滋養、鎮静などに効果があります。

皮膚炎

痒みや赤い発疹《ほっしん》、腫れなどを伴う皮膚炎は、さまざまな原因で発症します。

例えば、接触皮膚炎（かぶれ）は、特定の物質にアレルギーを持っている人が、そのアレルゲンに触れることによって起こります。アレルゲンには、金属、花粉、ハウスダスト、植物、動物など、さまざまなものがなり得ます。

また、紫外線、温熱、寒冷、乾燥などの物理的刺激や、洗剤、薬剤、化粧品などの化学的刺激も、皮膚炎の原因となります。

さらに、体質的な要因として、乾燥肌、皮脂分泌異常、発汗異常、ア

ゴボウはアトピーや麻疹の改善が期待できる

ゴボウに含まれるサポニンはコレステロールと結びつき体外に排泄される。タンニンは、消炎、収斂作用により皮膚炎に効果がある。

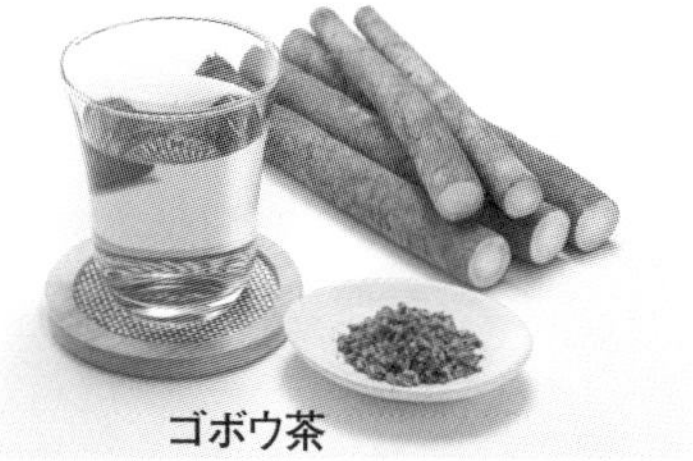

ゴボウ茶

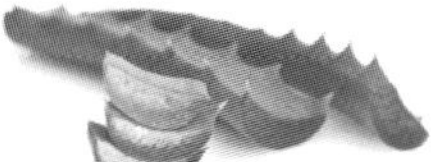

キダチアロエ

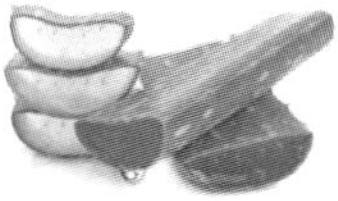

アロエベラ

アロエベラは表面に白い模様があるのが特徴。食用として利用されているのがアロエベラ。苦味が強いので食用には向いていない。
アロエの苦味成分は植物フェノール系のアロインで、腸の働きを活性化する。ほかの植物フェノール系成分には鎮痛、殺菌、抗菌作用がある。
虫さされ、ニキビ、吹き出物、口内炎など効果は広範囲におよぶ。

レルギー体質などが挙げられます。

皮膚炎の中でも、アトピー性皮膚炎は痒みが強い湿疹です。このアトピーやジンマシンなどのアレルギーの改善が期待できる食材としてゴボウが挙げられます。

ゴボウの2大成分はサポニンとイヌリンですが、ここで注目されるのはサポニンです。サポニンとは、ゴボウの皮に多く含まれているポリフェノールの一種で、強力な抗酸化作用があることから、老化の原因である活性酸素を除去し、衰えた肌の修復力を高めて肌を若返らせ、肌荒れやシミを改善するなどの効果もあります。このサポニンの抗アレルギー効果や炎症を抑える作用が、アトピーなどの皮膚炎に効果を発揮するのです。

ちなみに中国では、ゴボウは食材というより、薬用としてよく使われており、とくに種は牛蒡子《ごぼうし》といい、生薬として用いられています。

サポニンを含んだ食材としては、他に大豆や大豆製品、高野豆腐、甘茶蔓《あまちゃづる》などが挙げられます。甘茶蔓は、かつてはどこにでも生えていたような蔓草《つるくさ》ですが、今では健康食品として認められていて、多くはお茶に用いられています。

また、アロエベラの多糖類やアロエチンという成分には、ウイルスやバクテリアを死滅させる作用があるので、アトピーに効果的です。葉肉に含まれるムコ多糖類は、火傷や日焼け、掻き傷などによる皮膚の炎症を抑え、免疫効果があるため肌の修復に働きます。

さらに、アロエベラには、先述のサポニンが含まれています。これはキダチアロエにはありません。

皮膚炎の改善には升麻葛根湯《しょうまかっこんとう》という漢方処方があります。

君薬は升麻。これはキンポウゲ科のサラシナショウマの根茎を乾燥したもので、解熱、解毒、抗炎症作用があり、さまざまなできもの、喉の痛み、口内炎、皮膚疾患に効果がある生薬です。

この升麻とカゼのひき始めによく用いる葛根湯を組み合わせた升麻葛根湯は、中国の宋の時代にまとめられた和剤局方という古典が原点の漢方薬で、頭痛、発熱などがある人の初期のカゼや皮膚炎などに用いられ、麻疹《ましん》、風疹《ふうしん》、水痘などの発疹性発熱疾患にも効果があるとされています。また、証（体質）にそれほどこだわらずに用いることができます。

その他、皮膚炎には柴胡桂枝湯《さいこけいしとう》など、柴胡という生薬が入っている漢方薬が有効です。柴胡の主成分はサポニンです。さらに、強い痒みには白虎加人参湯《びゃっこかにんじんとう》、赤みが出て痒みがある場合には十味敗毒湯《じゅうみはいどくとう》が有効。消風散《しょうふうさん》や当帰飲子《とうきいんし》なども痒みを抑えます。

3 つらい慢性的悩み

冷え性

「万病のもと」ともいわれる冷え性は、女性に多い症状です。「たかが冷えくらい」と放置しておくと、生理不順、無月経、月経困難症、月経前症候群（ＰＭＳ）、不妊症、更年期障害、腰痛、肩こり、過敏性腸症候群（ＩＢＳ）、下痢、慢性疲労など、さまざまな病気や症状のリスクが高まります。

冷え性の原因としては、①熱をつくり出す筋肉量が少ない、②体温調節を行っている自律神経が乱れている、③体内に不要な水分が溜まって冷えやすくなっている、④血液の巡りが悪くなっている、などが挙げられ、とくに男性の冷え性では、生活習慣病による動脈硬化などが関わっているケースもあります。

冷えの悩みを解消する食材といったら、まずはショウガです。ショウガは昔から、家庭の常備薬として用いられるほど薬効の高い食材で、含まれているショウガオールという成分には、体を温める強い作用があります。胃腸の働きを高める作用もあるので、比較的消化機能が低く、そのため代謝が低くなりがちな日本人の体質に合った食材でもあります。

手軽に摂りたいなら、ショウガ湯がお勧め。市販のものでもいいですが、スライスしたショウガを1日天日干ししたものをコトコト煮込めば、自分でも簡単につくれます。

ショウガは生薬としても使われていて、生は生姜《しょうきょう》、蒸して乾燥させたものは乾姜《かんきょう》、そのまま乾燥したものは乾生姜《かんしょうきょう》と呼ばれています。

ヨモギ餅などでお馴染みのヨモギも、体を温めて冷えを取り除きます。また、痛みを取り除く作用もあり、「婦人科の要薬」ともいわれ、婦人科疾患を改善します。

ヨモギまたはヤマヨモギの葉や枝先を乾燥させたものは艾葉《がいよう》とよばれ、生薬として使用されています。

春の山菜の1つウコギも、つらい冷え性を改善する働きがあります。ヤマウコギやヒメウコギなどいくつかの品種がありますが、一般に栽培され、出回っているのはヒメウコギです。天ぷらにしたり、炊き込みご飯にしたり、あるいは蒸した葉を揉《も》んで細かく刻んだものをふりかけにしてもいいでしょう。根を干したものは五加皮《ごかひ》という名で生薬として使用されています。

冷え性の改善は、漢方の得意分野です。まず全身の冷えですが、

蒸し生姜は生よりも数倍効果が高まる

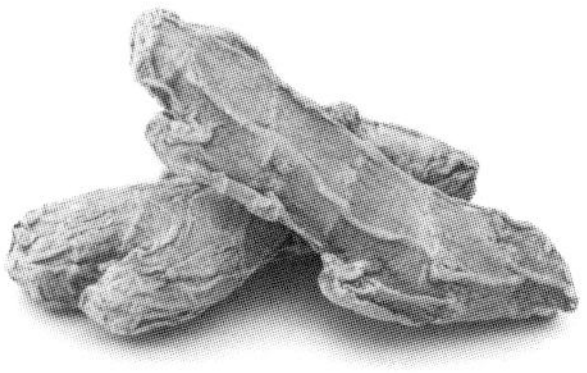

干しショウガ

生のショウガを蒸して乾燥させたもの。滞っている血流をよくし、体を温めてくれるだけでなく、鎮痛作用も特筆される。したがって、風邪をひいたときの関節炎にも効果がある。

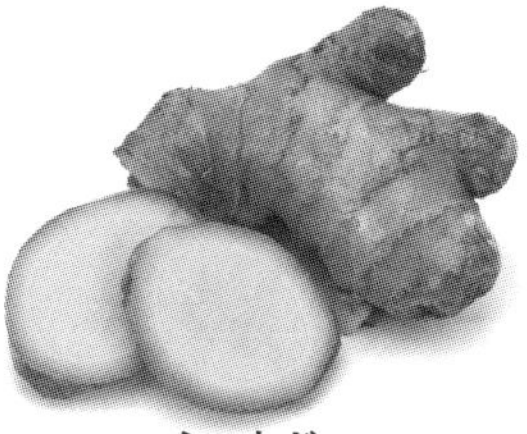

ショウガ

ショウガの辛味成分ジンゲロールは、加熱するとショウガオールに変わる。殺菌力が強いのに加えて、細菌やウイルスを退治したり、感染症のいろいろな症状に効果がある。

これには当帰芍薬散《とうきしゃくやくさん》がいいでしょう。君薬の当帰は、セリ科トウキ属植物の根を乾燥したもので、血を補い、気血の滞りを解消するため、冷え性改善に力を発揮します。また、月経障害や更年期障害などの婦人科疾患や、動悸、めまい、痛みや痺《しび》れの改善にも効果的です。

一方、体格は比較的しっかりしていて、下半身だけ冷えて上半身は火照《ほて》るという人は、桂枝茯苓丸《けいしぶくりょうがん》がいいでしょう。桂枝茯苓丸の君薬は、桂枝と茯苓。桂枝は気を活発にする生薬で、発汗、解熱、鎮痛、整腸、駆風（胃腸に溜まったガスを排出させる作用）、収れんなどに効果があります。

茯苓は、利尿、健脾、滋養、鎮静、血糖降下などの作用を持ち、生理不順、生理痛、尿量減少、更年期障害、女性ホルモンの変動による精神神経症状などの症状に用いられます。

肩こり

肩こりは、同じ姿勢で長時間机に向かっていたり、眼精疲労や運動不足、精神的なストレス、冷えなどによって、筋肉が緊張したり、血行不良を招いて起こります。

予防策としては、まず同じ姿勢を続けないこと、こまめに首や肩の緊張状態をほぐすこと、ときどき目を休めること、体を冷やさないこと、日常的に運動を取り入れ

肩こりの多くは、血行不良やストレスが原因

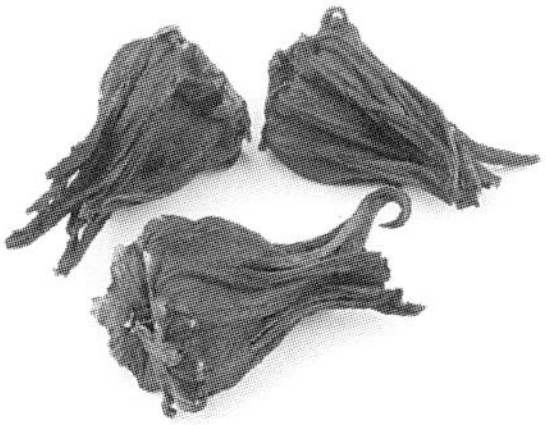

ハイビスカス（洛神花）

有効成分アントシアニンは眼精疲労に効果があるので、眼の酷使からくる肩こりに効果がある。

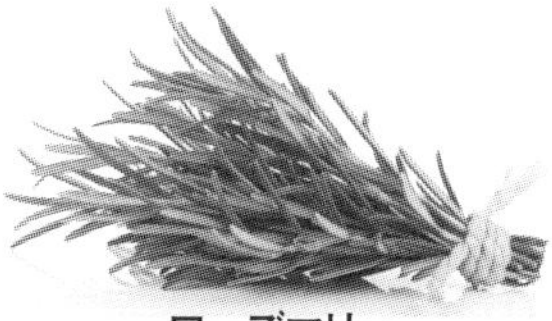

ローズマリー

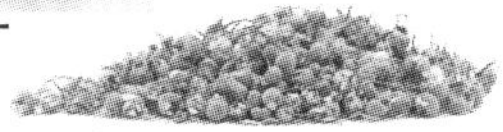

ジャーマンカモミール

ジャーマンカモミールとローマンカモミールがあり、後者は作用が穏やかなので子どもに使用することもできる。ローズマリーは血管を強くして血流をよくしてくれる。老化防止、抗酸化作用がある。

ることなど。運動は精神面にもよい影響をおよぼし、ストレスによる肩こり解消にも有効です。

ただし、日常生活に支障をきたすほどの肩こりや、うずくような痛みを伴う肩こりは、他の疾患が隠れている場合がありますから、病院で診察を受けましょう。

肩こり解消に効果的な食材は、身近なものではショウガ、ワカメ、ネギ、納豆などがあります。

ショウガは、新陳代謝を活発にする作用があり、筋肉疲労を治し、血流をよくします。

ワカメは、カルシウムやビタミンA、ビタミンB_2などを豊富に含んでいますが、なかでも肩こりに効くのはヨードという栄養素です。ヨードは、体内でチロキシンというホルモンをつくり、代謝を亢進《こうしん》して血行を促進し、間接的に肩こりを治すというわけです。ちなみに、コンブ、ヒジキ、モズクなどの海藻類も、ワカメと同じ作用を持っています。

ネギは、薬膳では、血の巡りをよくする食材とされています。含まれている硫化アリルという成分は、肩こりの原因となる疲労物質の乳酸が筋肉中にとどまるのを防ぎ、代謝を活発にして筋肉のこりをほぐします。

納豆で注目したいのは、ナットウキナーゼという成分です。これは血液をサラサラにして、血行を

促進する効果があるため、血行不良による肩こりや冷えの改善、さらにはクマやシミを緩和して美肌づくりに寄与します。

ハーブの中にも肩こりに効くものが多数あります。

例えば、ローズマリーは血行をよくして、老廃物を排泄するので、肩こり解消に効果があるとされています。ジャーマンカモミールもまた血液循環を良くし、心身のこわばりや緊張を和らげる効果があります。

また、美肌効果があるハーブとして知られているハイビスカスにはクエン酸などの有機酸が豊富に含まれており、これが乳酸を分解して、こりをほぐしてくれます。

さらに、ハイビスカスには、目によいとされるアントシアニンが含まれていますから、目の疲労からくる肩こりにも有効です。

漢方薬では葛根湯《かっこんとう》が有効です。葛根湯というとカゼ薬と思われがちですが、葛根湯の証はカゼのひき始めでゾクゾクと寒気がするときや、首筋や肩がこるような状態です。発汗作用があり、体の熱や腫れ、痛みを発散させることによって治癒に導きますが、肩こりの場合はシンプルに、飲むと効果が見られる場合がほとんどです。体質にかかわらず、たいていの人に合いますが、極端に虚弱な人は控えてください。

葛根湯の君薬の葛根は、マメ科のクズの肥大根を乾燥した生薬で、カゼ症状、頭痛や肩こり、筋肉の緊張、口の渇き、下痢などに用いられます。

日本には、クズの根からとったクズ澱粉《でんぷん》に砂糖を加えたクズ湯があり、昔から離乳食や流動食、初期のカゼの食べ物として用いられてきました。

腰痛

腰痛の多くは、レントゲンなどの検査をしても原因が特定できないといわれています。こうした腰痛の場合、長時間同じ姿勢でいる仕事や運動不足、激しい運動や労

慢性の腰痛には、黒い食品がベスト

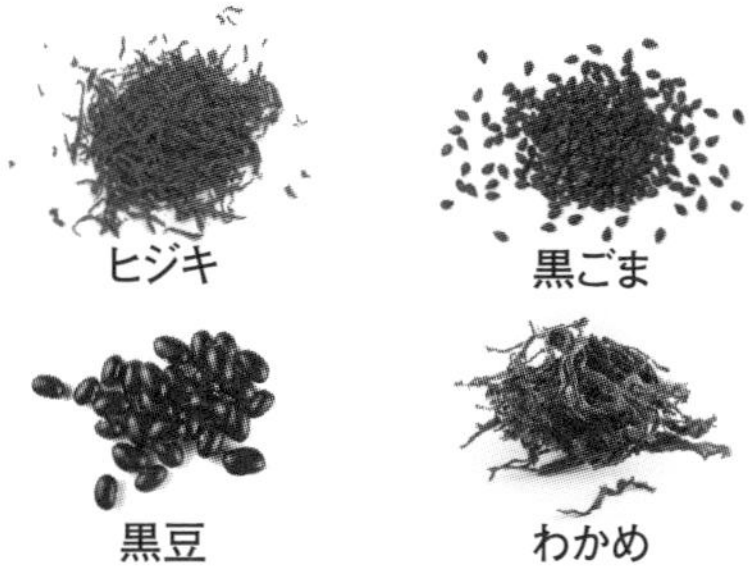

黒い食品は昔から不老長寿の効果があるとされている。体を温めることと体内の毒素を吸着して排泄、さらに抗酸化作用もある。

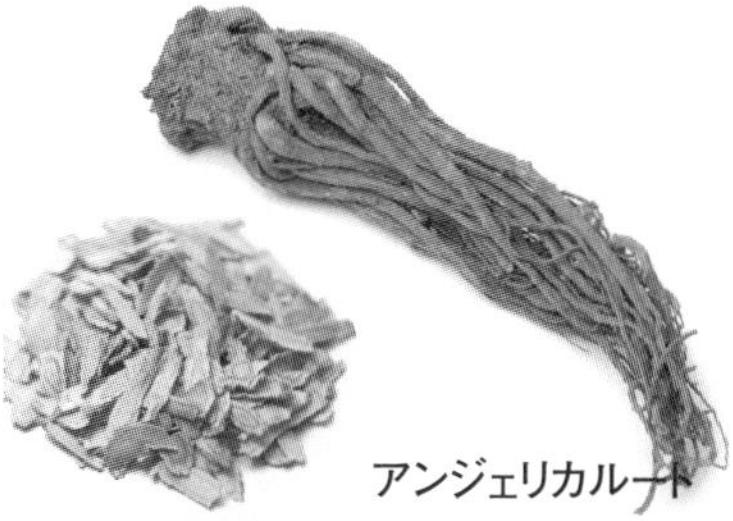

アンジェリカルートは女性のためといわれるだけあり、女性ホルモンのエストロゲンの生成を助ける効果もある。

働、肥満、冷え、精神的ストレス、老化などの影響が関係していると考えられており、安静にしたり、お風呂や温熱の湿布などで体を温めたりすると症状が緩和するのが特徴です。

ただし、腰痛は椎間板ヘルニアや骨粗鬆症などの骨の病気、腎臓や子宮の病気で起こることもありますから、早めに医師に相談して原因を調べることが大切です。

慢性の腰痛には、黒豆、玄米、ヒジキ、クルミ、黒ゴマなどの黒い食材がいいでしょう。黒い食材は体を温めるとされており、冷えを改善し、血行をよくしてくれます。その他、ニンニクや玉ネギなどのユリ科の野菜、ブロッコリーなどのアブラナ科の野菜、ニンジン、トマトなどの抗酸化成分を多く含む緑黄色野菜なども、血行をよくします。

また、トウガラシやシナモンなどのスパイス類は、熱を発生させる細胞を刺激して体温を上げる作用があり、体を温めます。さらに体温が上がると、発生した熱を放散するため、血液の流れもよくなります。

ハーブティーでお勧めのものの1つに、アンジェリカルートがあります。アンジェリカルートには、主にチャイニーズトウキとヨーロッパトウキの2種類がありますが、ハーブティーとしてよく使われるのはヨーロッパトウキ。胆汁分泌や血行促進、発汗、鎮静、鎮痛作用があります。

腰痛のときには、体を冷やす食べ物や飲み物はNGです。アルコールの摂りすぎも炎症を助長するので避けましょう。

しかし、効果のある薬酒もあります。例えばニラ酒。60gほどのニラを適量の水で煎じて、これに日本酒60mlを加えたものを常用すれば、慢性の腰痛に高い効果を発揮します。

また、ウコギ酒を就寝前にさかずき1～2杯程度、毎日飲み続けるのも効果的。ウコギ酒は、ウコギの生薬、五加皮《ごかひ》80gをホワイトリカー1ℓ、氷砂糖150gにつけ込みます。2～3か月で飲めるようになります。

漢方薬の中で、とくに腰のあたりを温める作用があるのが八味地《はちみじ》黄丸《おうがん》です。この薬は、体力が中等度以下で、疲れやすく、四肢が冷えやすいタイプに適していて、体を温め、体全体の機能低下を元に戻していく処方です。

君薬は、附子《ぶし》と桂皮《けいひ》。いずれも腎の働きをよくする生薬です。

附子は、有毒植物として知られるキンポウゲ科シナトリカブトの子根を乾燥したもので、毒性が強いため、通常は高圧蒸気処理などの加工を施したものを用います。効能は、利尿、強心、鎮痛、鎮静などで、体を温める作用を持ちます。また、シナモンでおなじみの桂《けい》皮《ひ》は、クスノキ科トンキンニッケイなどの樹皮を乾燥したもので、血液循環を改善する作用があります。

その他、筋肉を柔らかくして腰痛を改善する漢方薬としては、芍薬《しゃくやく》甘草湯《かんぞうとう》や五積散《ごしゃくさん》などがあります。

便秘

慢性便秘には、原因によっていくつかのタイプがありますが、最も一般的なのは、偏った食事や運動不足といった生活習慣の乱れや、ストレスなどにより、腸の働きが低下することで起こるタイプの便

幹細胞を活かすアノ手・コノ手・身近な手

この度は青月社の本をご購入いただき、誠にありがとうございました。

青月社は、これからも皆様のお役に立つ本を出版していくために、アンケートをお願いしております。いただいたお声は、資料として役立たせていただきますので、ぜひご意見をお聞かせください。

●お買い求めの動機を教えてください。
1. 著者を知っていた　2. タイトルが気になった
3. 内容が気に入った　4. 人にすすめられた

●どこで本書をお知りになりましたか？
1. 書店　2. インターネット書店　3. メルマガ　4. ブログ
5. クチコミ　6. 新聞・雑誌広告　7. TV番組　8. その他

●本書についての感想、ご意見などをお聞かせください
（よかったところ、悪かったところ、タイトル、デザイン、価格など）

いただいたご感想・ご意見は、「読者様からの感想」として、匿名にて当社の広報に使用させていただくことがございますので、ご了承ください。

郵便はがき

料金受取人払郵便

神田局
承認

5673

差出有効期間
2021年
11月4日まで

101-8791

532

東京都千代田区
岩本町3-2-1 共同ビル8F
㈱青月社 編集部行

ふりがな 氏名《なまえ》	男《おとこ》 女《おんな》	年齢《ねんれい》　　歳《さい》 職業《しょくぎょう》(学年《がくねん》)
ふりがな 住所《じゅうしょ》 〒　　－		
電話番号《でんわばんごう》　－　－		
メールアドレス		

>>>裏面《うらめん》もご記入《きにゅう》ください

とっておきの便秘解消ドリンク

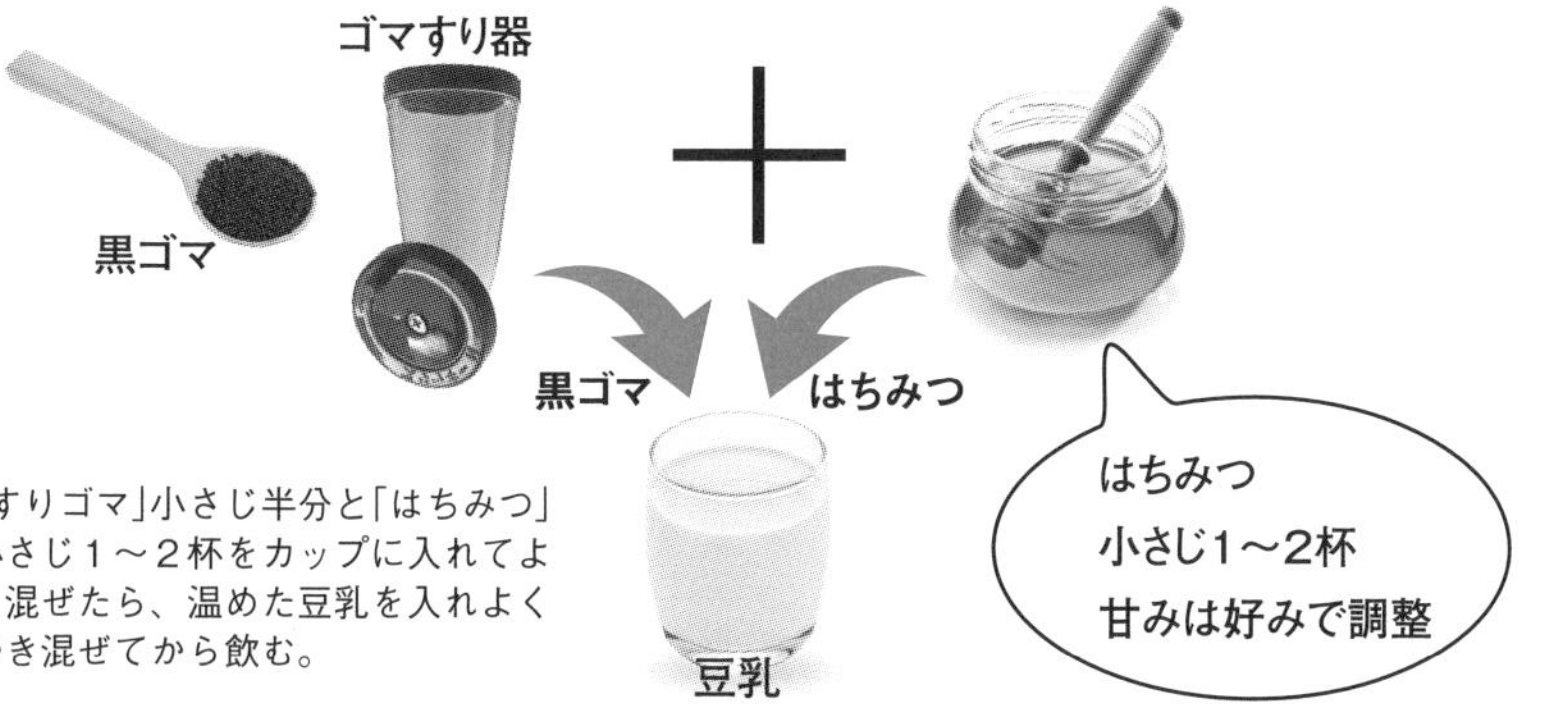

「すりゴマ」小さじ半分と「はちみつ」小さじ１〜２杯をカップに入れてよく混ぜたら、温めた豆乳を入れよくかき混ぜてから飲む。

秘で、機能性便秘と呼ばれているものです。

機能性便秘には①弛緩性便秘、②けいれん性便秘、③直腸生便秘、④食事性便秘があり、①は大腸の運動が弱く、食べたものが腸の中に長くとどまるため起こる便秘、②は大腸の運動が強く、けいれん性収縮を起こし、便がスムーズに送られなくなる便秘、③は便が直腸に届いても便意が起こらない便秘、④は食物繊維不足などで腸が不活発になって起こる便秘です。

ちなみに、男性より女性のほうが便秘になりやすいのは、女性の場合、月経周期の後半に卵巣から分泌されるプロゲステロンが、腸の蠕動《ぜんどう》運動を抑えるからです。

便秘を解消するポイントの１つは、食べ物にあります。

例えば、食物繊維や不飽和脂肪酸を多く含むクルミや、腸内をなめらかにするアーモンドや松の実などは、穏やかに腸に作用して、便秘解消に有効です。

同様に、腸内に潤いを与え、なめらかにする食材として、オリーブ油やゴマ油、ナタネ油、はちみつ、バター、黒ゴマ、大豆などが挙げられます。

はちみつとすりゴマ（黒）をあわせて練り、温めた豆乳で溶けば、簡単に便秘解消ドリンクができますから、試してみてはいかがでしょう。

イチジクもお勧めの食材です。ギリシャ神話や旧約聖書にも登場するイチジクは、「不老長寿の果物」とも呼ばれ、世界最古の栽培果樹といわれています。中国でも古くから生薬として用いられており、秋に熟した果実を乾燥させたものを無花果《むかか》、夏に葉を採取して乾燥させたものを無花果葉《むかかよう》といいます。

　このイチジクの成分で注目されるのが水溶性食物繊維のペクチンです。ペクチンは、便を柔らかくして腸の蠕動運動を活発にする働きがあり、便秘解消に高い効果を発揮します。

　また、食物繊維の豊富さで群を抜いている寒天も、便秘の予防や改善にとても効果的です。生薬製剤の調剤原料としても用いられ、ノンカロリーの健康食としても注目されている食材です。

　漢方薬は、軽い便秘なら桂枝茯《けいしぶく》苓丸《りょうがん》がお勧め。これで解消しない場合は、大建中湯《だいけんちゅうとう》を試してみてください。

　大建中湯は、腸を立て直す漢方薬で、便秘とそれに伴う下腹部膨満感に効果があり、下痢や腸閉塞にも使われ、毎日飲み続けることで効果を発揮します。

　もっと頑固な便秘には、短期間だけ、大黄甘草湯《だいおうかんぞうとう》や桃核承《とうかくじょう》気湯《きとう》といった薬を使って便を出した後、大建中湯を飲み始めます。そうすれば、やがて自然なお通じが戻ってくるでしょう。

下痢

　下痢は、腸の水分吸収が不十分だったり、腸からの分泌物が増加したときなどに起こります。突然起こる下痢（急性下痢）は、ほとんどが一過性のものですが、高熱や腹痛を伴い、下痢自体の症状も酷いときは、病院の受診が必要です。

　一方、慢性下痢は、症状は酷くなくても長期間悩まされることがあり、その代表的なものとして、ストレスや生活習慣などが原因となって発症する過敏性腸症候群があります。また、他の病気が隠れ

下痢したときの特効薬ドリンク

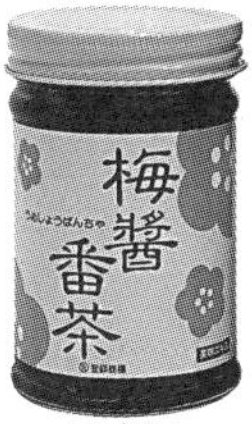

アイリス

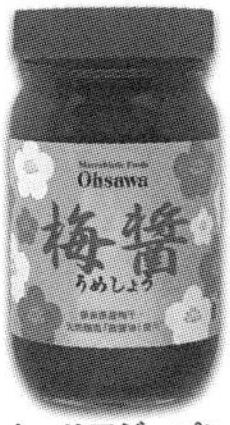

オーサワジャパン

冷え、腹痛、疲労回復など幅広い効果が得られる。市販品の梅醤に三年番茶を入れ、ショウガを加えても。

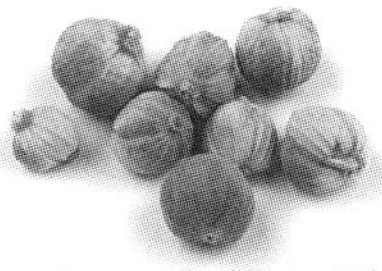
ナツメグ（肉豆蔻）

腹痛、下痢、便秘などの改善に効果あり。整腸作用、発汗作用もあるので、胃もたれや膨満感などにも効果がある。さらに、口臭予防にも。

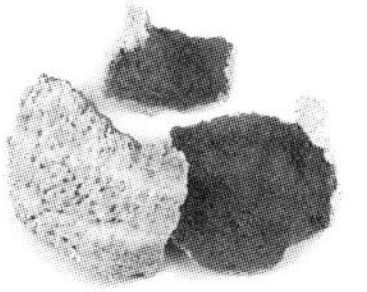
陳皮

ミカンの皮を乾燥させたもので、血管を拡張させて血流改善、胃酸の分泌促進、冷え改善、リラックス効果あり。自宅でも簡単につくれる。

ている場合もありますから、まず原因を特定することが大切です。

下痢の「食べる特効薬」といえば梅。吐き気を伴う下痢なら、梅肉エキスが効果的。青梅をすりおろして、その絞り汁をコトコトと煮詰めれば、梅肉エキスができます。

また、しょうゆとショウガのおろし汁と、ほぐした梅干しに番茶を注いだ「梅醤番茶《うめしょうばんちゃ》」も、お腹を温めてくれて、下痢のときにはぴったり。酷い下痢のときはクズを加えると、さらに効き目がアップします。梅醤番茶は、疲労回復や冷え性改善、カゼのひき始めなどにも効果があり、マクロビオティックの世界では、定番のお茶として飲まれています。

消化吸収力を上げて、食欲不振や慢性下痢の解消に効果的なのが、レンコンです。ハスはさまざまな部位が食用や薬用に用いられていて、葉は荷葉《かよう》と呼ばれ、お茶として、下痢止め、鼻血、血尿、血便の止血に煎じて飲まれます。

ミカンの皮やナツメグも、あると便利な食材です。

ミカンの皮を乾燥させた陳皮《ちんぴ》という生薬は、爽やかな香りとほのかな苦味が特徴的で、薬膳にもよく使われます。陳皮は消化吸収力を高めるため、消化不良や腹部膨満感、吐き気、食欲不振、下痢を改善します。

ちなみに、無農薬栽培でノンワックスのミカンの皮を天日干しにして十分乾燥させれば、自家製陳皮をつくることができます。

ナツメグは、コショウ、シナモン（桂皮）、クローブ（丁子）と並ぶ、世界4大スパイスの1つで、肉料理や菓子によく使われます。漢方では肉豆蔲《にくずく》という生薬として用いられ、胃腸を温める働きがあるため、慢性下痢の改善にも効果的です。

漢方薬は、比較的体力があるタイプの場合、腸内の熱を冷まし、水をさばき、ときには腸内の毒素を体外に出すように、瀉剤《しゃざい》と呼ばれる薬を使います。

その代表格は半夏瀉心湯《はんげしゃしんとう》で、これは急性下痢にも慢性下痢にも効果があります。君薬の半夏は、サトイモ科カラスビシャクの球茎の外皮を除いて乾燥したもので、去痰、鎮吐、鎮静などに効果があり、お腹のゴロゴロを伴う軟便や下痢の症状にも用いられます。

一方、体力が低下している人には、冷えた体を温め、下痢を止めるように働く漢方薬を使います。例えば、真武湯《しんぶとう》や小建中湯《しょうけんちゅうとう》など。これらは胃の弱いタイプにとくに有効です。

また、暴飲暴食、冷たいものの摂りすぎなど、飲食の不摂生による下痢には晶三仙《しょうさんせん》や五苓散《ごれいさん》などが、ストレスや過度な緊張によるものには、加味逍遙散《かみしょうようさん》や開気丸《かいきがん》などが用いられます。

胃痛・食欲減退

胃の不調は、胃液の中の胃酸の分泌と粘液のバランスが乱れたときに起こります。ですから、胃液の分泌をコントロールしている自律神経が、ストレスなどによって乱れると、吐き気や胃痛、胃もたれ、食欲不振といった症状が現れてくるのです。

また、暴飲暴食や喫煙、アルコールの摂りすぎなどで胃に過度な負担がかかっても、胃液のバランスが崩れやすくなります。

このバランスの崩れは、消化能力を低下させたり、あるいは逆に、自身の胃酸で胃の粘膜を傷つけてしまうことにもなります。そうな

胃の機能を回復させる野菜・香辛料

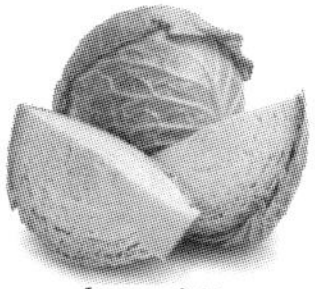

キャベツ

フェンネルシードは茴香《ういきょう》とも呼ばれ、食前酒のパスティスとしてフランスでは愛飲されている。パクチーは好き嫌いがあるが、病気予防、アンチエイジング、デトックスなど効果とともに栄養価も高い。

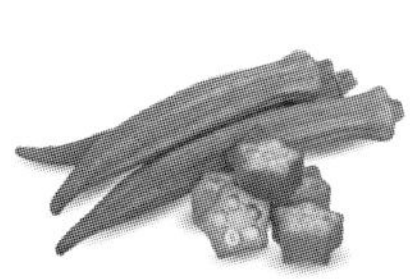

オクラ

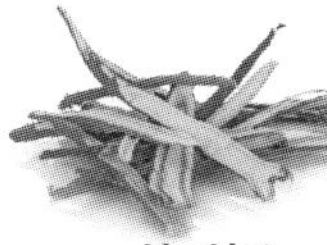

リコリス

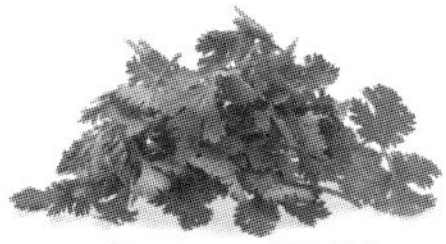

パクチー（香菜）

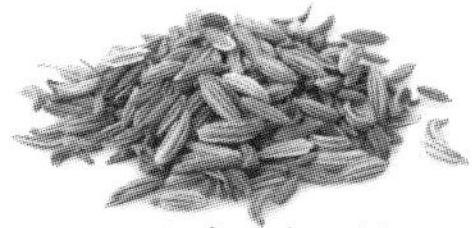

フェンネルシード

ると、消化器官全体のダメージにつながり、体力も低下してしまいます。

よく食卓にあがるオクラやキャベツは、荒れた胃粘膜をいたわる野菜です。

オクラのネバネバ成分であるムチンと水溶性食物繊維のペクチンは、胃や腸の粘膜を保護する働きがあります。これらは唾液や胃液にも含まれている成分で、胃の粘膜に炎症が起きると、それを修復する役割も担っています。さらに、タンパク質の吸収を助けるため、胃潰瘍の予防効果もあります。納豆、ヤマイモ、モロヘイヤなどにもこの成分が含まれていますから、これらを混ぜて食べるのもお勧めです。

一方、キャベツには、胃腸薬の原料にもなっているビタミンUが含まれていて、傷ついた胃腸の粘膜を修復します。ただし、ビタミンUは熱に弱いので生のまま食べることをお勧めします。また、キャベツにはビタミンKも含まれ、これには胃粘膜を補強する働きがあります。

ハーブでお勧めしたいのが、フェンネルシード（茴香《ういきょう》）やパクチー、リコリスなどです。

スパイシーな甘い香りが特徴の茴香は、魚料理やピクルス、カレーなどの風味づけや、ハーブティーとして使われます。消化促進の効果が高いので、胃もたれや食欲不振を改善し、冷えによる胃痛やお腹の張りにも効果的です。

食材と同じ茴香という名前で、冷えや胃に効く生薬としても用いられています。

また、独特な強い香りを持つパクチーは、体を温め、胃の働きを高めて、消化促進、胃もたれ解消に働きます。

リコリスは、漢方では甘草と呼ばれる生薬。含まれる成分のグリチルリチン酸が消炎、鎮静作用を持つため、胃や十二指腸などのトラブル、とくに潰瘍の症状に効果があります。

胃の不調を改善する漢方薬の1つに安中散《あんちゅうさん》があります。安中散は、痩せ型で比較的体力が低下した腹部の筋力がないような人の胃痛、胸焼け、吐き気、食欲不振などに使われ、とくに胃酸の分泌が多い人の胃の痛みによく用いられます。処方箋がいらない市販の漢方胃腸薬の多くは、この安中散を基本につくられています。また、君薬の桂皮は、芳香性の健胃生薬として、多くの処方に配合されています。

その他、食欲がなく、体力があまりない人には、人参湯《にんじんとう》や六君子《りっくんし》湯《とう》、むかつきがある場合は平胃散《へいいさん》、急激な痛みには黄連解毒湯《おうれんげどくとう》、二日酔いには五苓散《ごれいさん》を使います。

目の疲れ

毎日、パソコンやスマホの画面とにらめっこ。現代人の目は使いすぎで疲れています。目の疲れをそのままにしておくと、目に痛みを感じたり、視界がかすんだり、さらに頭痛や肩こりなど、目以外にも不調が引き起こされます。酷くなると自律神経のバランスも悪くなって、胃腸や精神面にも影響が出ます。

また、目の使いすぎ以外にも、老化、睡眠不足による体の疲れ、ストレスや緊張による精神的な疲れからも、目の疲れが生じます。一方、全身の健康状態が目に現れる場合もあります。

精神的な疲れを癒し血行をよくする

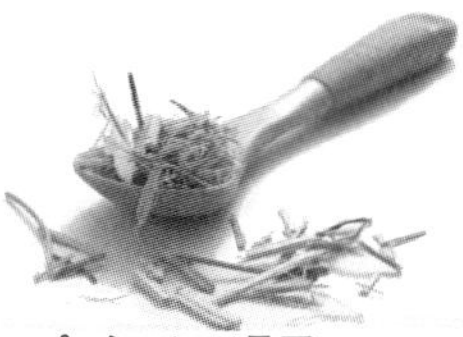

パッションフラワー

優れた鎮静効果があるので、緊張や不安を和らげる効果がある。精神的な不安からくる症状に効果を発揮する。

定番の菊花茶

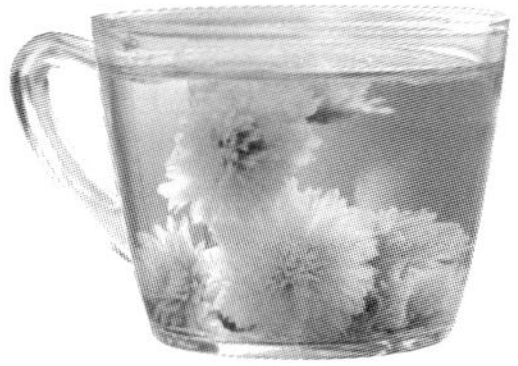

ビタミンB1、ビタミンE、アミノ酸が豊富に含まれ、アンチエイジングにはもってこいのお茶。

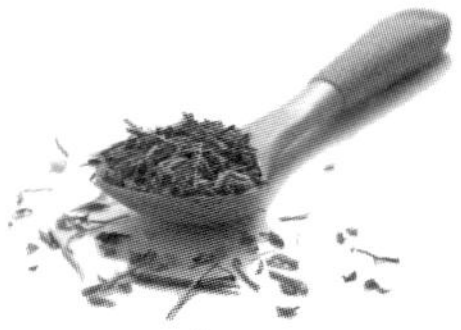

アイブライトティー

eye brightの名前の通り、眼の炎症や充血、疲れ目、視力低下に効果あり。殺菌作用もあるので、結膜炎、感染症にも。

目の疲れを解消してくれる食べ物としては、ブロッコリー、ブルーベリー、ホウレンソウなどの野菜や果物を挙げることができます。

とくにブロッコリーには、ブルーライトなどの光から目を守るルテインをはじめ、目の粘膜をつくるサポートをするビタミンCや、目の粘膜の機能を保つビタミンB_2、ビタミンA（β-カロテン）など、目に良いといわれている栄養素が豊富に含まれています。

また、ホウレンソウにはルテインやビタミンA、ビタミンCが、ブルーベリーにはアントシアニンが多く含まれています。

アントシアニンは、ロドプシンという光を脳に伝える物質を増やしてくれるので、目の疲れの回復に効果があり、目の網膜や毛細血管の血行もよくしてくれます。

神経の疲れからくる目のトラブルには、パッションフラワーのハーブティーがお勧めです。パッションフラワーは「植物性の精神安定剤」と呼ばれ、含まれる成分のアルカロイド類が、興奮しすぎた交感神経中枢を正常に整えてくれます。ただし、運転前に飲んだり、抗うつ剤との併用は禁忌です。

アイブライトティーも、ヨーロッパでは古くから視力低下を防ぐハーブとしてよく飲まれており、目の緊張やアレルギー症状を穏やかにする働きがあります。

また、ビタミンAが豊富で、ミネラルや抗酸化成分もたっぷりの菊花《きっか》もお茶で飲むのがお勧めです。

菊は中国では古くから生薬として使われている薬草で、「目の疲れ解消といえば菊花茶」というのが定番です。やや独特な風味があるので、そのままでは飲みづらいのであれば、はちみつなどを加えるといいでしょう。ちなみに洋菊茶というお茶がありますが、これは菊花茶とは別の種類です。

漢方薬は、筋肉の疲労をとり、体力をアップする牛車腎気丸《ごしゃじんきがん》が基本になります。牛車腎気丸の君薬は附子《ぶし》と桂皮《けいひ》。附子はキンポウゲ科シナトリカブトの子根を乾燥したもの、桂皮はクスノキ科トンキンニッケイなどの樹皮を乾燥したものです。

牛車腎気丸は、心臓に異常がある人や、高血圧の人は服用できないので、その場合は六味丸《ろくみがん》を使います。全身のエネルギーを回復させることで、目の疲れも改善されてきます。

この他、疲労感が強い場合は、柴胡桂枝湯《さいこけいしとう》を一緒に服用します。これは不安感などの解消にも有効で、ストレスのある人にはとくに向いています。また、頭痛を伴う場合は紫苓湯《さいれいとう》、目の痛みが伴う場合は芍薬甘草湯《しゃくやくかんぞうとう》を併用するといいでしょう。

花粉症

花粉症は、植物の花粉が原因で起こる季節性のアレルギー性鼻炎、アレルギー性結膜炎の総称です。アレルゲンとして代表的なものはスギ花粉ですが、その他にもヒノキ、ブタクサ、カモガヤなどの花粉も原因になっています。

主な症状は、くしゃみ、鼻水、鼻づまり、目の痒みなど。毎年、花粉の季節になると「何も手につかない」という人も多いのではないでしょうか。

花粉の季節の少し前から取り入れたいのがネトルです。ネトルは、ビタミンやミネラルが豊富で、腎

くしゃみ、鼻水などの辛い花粉症を癒す

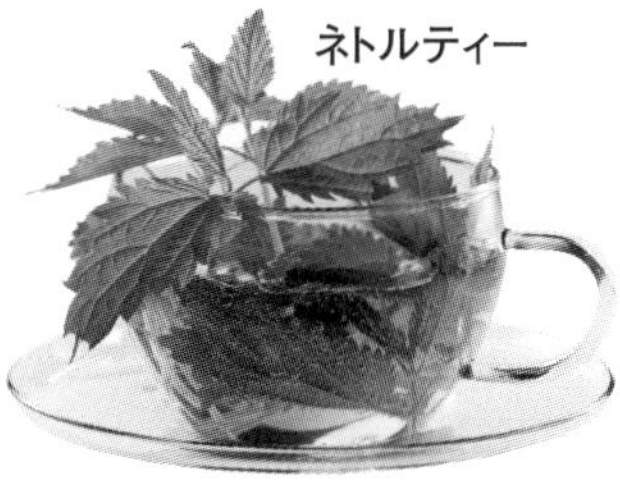

ネトルの主要成分抗ヒスタミンにはアレルギー症状を緩和する効果があるので、花粉症、ぜん息などのアレルギーには効果。殺菌効果もあるので、インフルエンザにも。

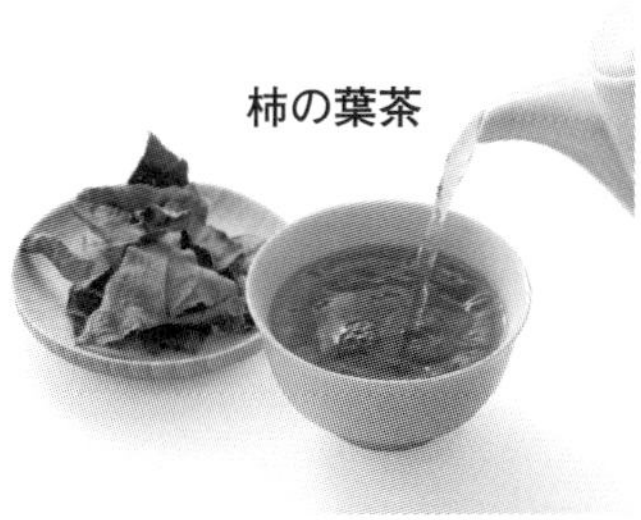

女性のためのお茶といっても過言ではない。熱に強いプロビタミンCがレモンの約20倍。美肌効果、便秘改善、貧血など美を意識したお茶。

臓の機能をサポートして、血液をきれいにしてくれるハーブとして知られていますが、それだけでなく利尿効果が高く、デトックス効果があるため、花粉症対策にもとても有効なのです。

煎じてハーブティーとして飲むと、つらい症状が穏やかになります。

柿の葉のお茶もお勧めです。柿の葉にはビタミンCやミネラル、フラボノイドが多く含まれていて、なかでもフラボノイドの1つであるアストラガリンという成分には、アレルギーを引き起こすヒスタミンの分泌を抑える働きや、アレルゲンに反応するタンパク質がつくられるのを抑える働きがあります。市販の柿の葉茶を利用すると便利です。

ちなみに、柿は生薬としてさまざまな形で利用され、例えばヘタは柿蒂《してい》、干し柿は柿餅《しへい》、柿のシブは柿漆《しし》といいます。

初夏が旬のシソも取り入れたい食材です。殺菌作用にすぐれ、薬味や刺身のツマとして使われることの多いシソですが、このシソにはアレルギー症状を抑える働きがあるαリノレン酸、花粉症の症状を増長する原因物質を抑えるルテオリン、炎症を和らげるロスマリン酸などが多く含まれています。漢方では蘇葉《そよう》という生薬として用いられ、生薬と同様な効果があります。

漢方で薏苡仁《よくいにん》と呼ばれているハ

トムギにも、アレルギー抑制効果があります。ハトムギには体の新陳代謝を活発にして、老廃物を排出するデトックス効果や、アレルギーに対する消炎効果があるため、花粉症の症状を軽減します。

漢方薬では小青竜湯《しょうせいりゅうとう》がお勧めです。

透明でサラサラとした鼻水が止まらない、くしゃみが出続けてつらい、とくに花粉の時期につらいという方や、アレルギー性鼻炎の方に適した漢方薬です。うまく排出できない水によって冷えてしまった部分を温めながら、気を動かして症状を抑えるとされています。

君薬は、桂枝《けいし》と麻黄《まおう》。桂枝はクスノキ科トンキンニッケイなどの若枝を乾燥したもので、発汗、解熱、鎮痛、健胃などの作用が。麻黄は、マオウ科のマオウなどの地上茎を乾燥したもので、咳止め、抗アレルギー、抗炎症、発汗、解熱、鎮痛などの作用があります。

水虫

水虫は、カビの1種（真菌）である白癬《はくせん》菌が、皮膚の角質層に寄生することで起こる皮膚病です。白癬菌は手や体にも感染しますが、9割近くは足に発生します。それは1日中靴を履いたままの現代人の生活は足がむれやすく、菌にとって過ごしやすい高温多湿の環境になっているためです。

以前は男性のほうが水虫にかかる人が多かったのですが、現在は女性の間でも水虫が増えているようです。

足の水虫（足白癬）は、趾間《しかん》型、小水疱《しょうすいほう》型、角質増殖型の3種類と爪に感染するものがあります。

趾間型は、指と指の間が赤くジュクジュクして皮がむけたり、白くふやけたりするタイプ。小水疱型は、足の裏や側面に小さな水疱ができて、破れては新たに現れるのが特徴。角質増殖型は、足の裏やかかとがカサカサと乾燥し、角質が厚く硬くなり、粉をふいたようになります。また、爪の水虫（爪白癬）は、爪全体が白く濁り、表面に縦ジワができることもあります。

水虫を改善するとっておきの方法

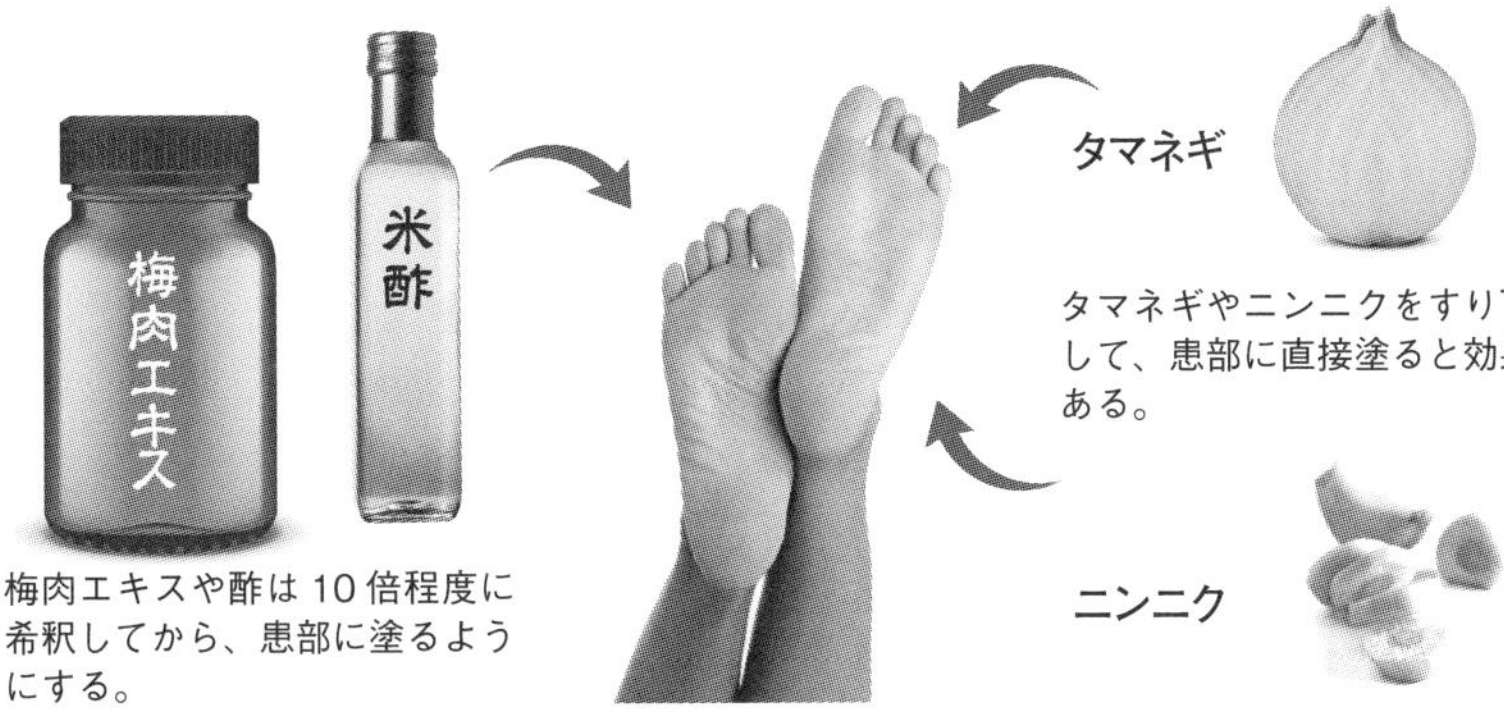

梅肉エキスや酢は10倍程度に希釈してから、患部に塗るようにする。

タマネギやニンニクをすり下ろして、患部に直接塗ると効果がある。

水虫の治療は、白癬菌が完全になくなるまで根気よく続けることが重要ですが、白癬菌に負けないためには、食べ物や飲み物にも気を配ることが大事です。

私たちは、バリアである皮膚と免疫系による抵抗力を有しています。そのため、白癬菌が付着したからといって、簡単に水虫になるわけではありません。しかし、病気や不摂生によって免疫力が低下していたりすると、感染のリスクが高まります。ですから水虫予防には、まず免疫力を上げること。それにはバランスのよい食事をすることが、とても大切なのです。

また、水虫ができる人は「水はけが悪い体」になっていますから、利尿、発汗、排便効果を意識して、腎臓の働きをよくする食材を取り入れましょう。

例えば、黒米、黒豆、大豆、小豆、コンブなどの海藻類、ウド、シソ、レンコンなど。お茶なら、ナタ豆茶、ハブ茶、スギナ茶、クマザサ茶などがお勧めです。

水虫があって、体力が低下している人は、日頃からニンニクを食べたり、ニンニク酒を飲むといいでしょう。そうすることで、体質の改善につながります。

水虫に塗って効果のある食べ物もあります。梅肉エキス、米酢、ニンニク、タマネギなどがそれで、梅肉エキスや米酢は10倍ぐらいに希釈して塗り、ニンニクはすり下ろしたものを塗ったり、スライスしたものを貼り付けます。

水虫に効く漢方薬の1つとして、十味敗毒湯《じゅうみはいどくとう》があります。これは、患部がジュクジュクしているときに、溜まっている水や熱を発散させていく処方で、体力が中等度の人に向きます。君薬の独活《どくかつ》は、ウコギ科ウドの根茎を乾燥させたもので、鎮静、催眠、鎮痛、抗炎症作用、利尿効果があります。また、十味敗毒湯には免疫を整える作用もあり、水虫の悪化を防ぎます。同様に、免疫を整えるものとして温経湯《うんけいとう》がありますが、これはしもやけや湿疹にも効果があり、体力がないタイプに向いています。

比較的体力のある人で、水虫を何年間も患っていて、痒みが強く、分泌物が多く、ときに局所の熱感がある場合は消風散《しょうふうさん》がお勧め。抗アレルギー作用や炎症を抑える作用に加えて、痒みの原因となるヒスタミンを抑える作用もあります。

尿失禁

尿失禁（尿漏れ）は、自分の意思とは関係なく尿が漏れてしまう現象で、主に腹圧性尿失禁と切迫性尿失禁の2タイプに分けられます。

腹圧性尿失禁は、くしゃみやせきをしたときなど、お腹に力が入った瞬間に尿が漏れるタイプで、骨盤底筋のゆるみが原因で起こります。40代女性の尿漏れのほとんどはこのタイプに当てはまります。

一方、切迫性尿失禁は、尿意をもよおしたとき、トイレに間に合わずに漏らしてしまうタイプで、過活動膀胱（膀胱が過敏になっている状態）などが原因です。

尿漏れ改善に取り入れたい食材に、ハスの実があります。ハスの実は、栄養価が高く、中国や東南アジアでは、シロップ漬けにしてお菓子やケーキに入れたり、かき氷のトッピングにしたり、広く食用にされています。

東洋医学では、尿漏れなどの排尿に関するトラブルは、腎の機能

尿失禁の特効薬はハスの実、ギンナン、ヤマイモ

ハスの実

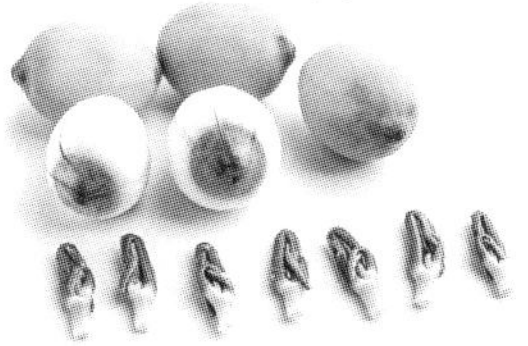

高血圧、抗がん、精神安定、滋養強壮などに効果あり。中国では長寿健康の秘薬とされていた。

ヤマイモ

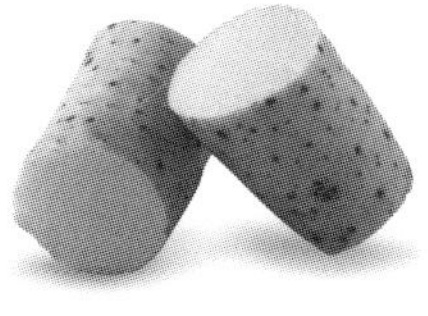

水溶性食物繊維が豊富なので、血液ドロドロを改善、血圧を下げる効果がある。

ギンナン

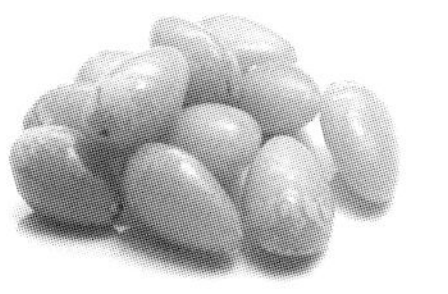

ドイツでは認知症の治療薬として使用するほど優れた薬効がある。１日20粒くらいまでOK。

が衰える「腎虚」の状態になると起こるとされていますが、ハスの実には胃腸やこの腎の働きを高めて精力を補う作用があるのです。

乾燥したものが市販されていますから、豆と同じように茹《ゆ》でて使ってください。茹で汁もすべて利用できる炊き込みご飯やスープなどがお勧めです。

ちなみに、ハスの実は、蓮子《れんし》や蓮肉《れんにく》という生薬名で、漢方薬にも使われています。

ヤマイモやギンナン、クルミなどもお勧めしたい食材です。

ヤマイモは、漢方では山薬《さんやく》と呼ばれ、強精、強壮剤としてよく知られていますが、尿漏れや頻尿、夜間排尿過多にも大変効果があります。毎日60gほど食べるといいでしょう。

ギンナンには収れん作用があるため、膀胱括約筋を緊張させ、尿漏れ改善に効果を発揮します。1日数個を焼いて食べるか、煎って粉末にしたものを1日10gほど飲みます。ただし多食は禁物で、中毒を起こす可能性があります。

クルミは、中国では「健脳の木の実」といわれ、常食されています。腎機能を高め、腰を強くする働きがあるため、尿漏れや頻尿によく効きます。ローストしたものをそのまま食べるのもいいですが、豆乳とココナッツミルクと茹でたクルミでつくるクルミしるこや、クルミ粥など、一工夫するのも楽し

いものです。

尿漏れを改善する代表的な漢方薬としては、補中益気湯《ほちゅうえっきとう》があります。これは体力がないタイプの腹圧性尿失禁に対する処方で、ゆるんだ筋肉に作用してくれます。

君薬の黄耆《おうぎ》は、マメ科のナイモウオウギまたはキバナオウギの根を乾燥したもので、強壮、止汗、利尿作用が確認されています。

腹圧性尿失禁で、体力があるタイプの人には葛根湯《かっこんとう》がいいでしょう。主成分である麻黄《まおう》には尿道括約筋の収縮を促す働きがあります。

一方、切迫性尿失禁で、体力があるタイプには、竜胆瀉肝湯《りゅうたんしゃかんとう》がいいでしょう。君薬の竜胆は、リンドウ科のトウリンドウなどの根および根茎を乾燥したもので、頭痛、眼疾患、黄疸、下痢、熱性痙攣、皮膚疾患などに用いられます。

また、切迫性尿疾患で、虚弱なタイプには八味地黄丸《はちみじおうがん》や、真武湯《しんぶとう》が有効です。

貧血

貧血の中で最も多いのは、鉄分の不足で起こる「鉄欠乏性貧血」です。とくに思春期から閉経時までの女性では、その約10%にこの貧血がみられ、また約40%は鉄が不足している「貧血予備軍」といわれています。

その他、貧血には、赤血球の寿命が病的に短くなる「溶血性貧血」、血液をつくる際に必要なビタミンB_{12}や葉酸が不足する「ビタミンB_{12}欠乏貧血」や「葉酸欠乏貧血」、何らかの原因で骨髄の造血能力が低下する「再生不良性貧血」、いろいろな病気が原因となって起こる「続発性貧血」、大ケガや手術などによる大量出血、あるいは胃潰瘍、痔《じ》、月経過多などの慢性的な出血が原因の「失血性貧血」があります。

まずは原因をきちんと調べてもらいましょう。病気が発見されたら、西洋医学的な治療が必要となります。

治療が必要なほどではないけれど、「ちょっと貧血気味かな」、あ

貧血の予防にはお茶がおすすめ

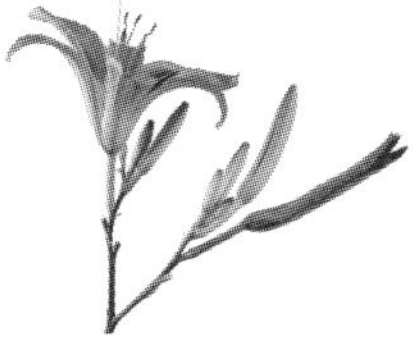
忘憂草

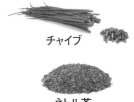

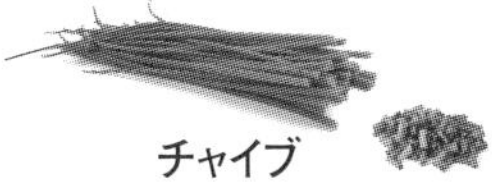
チャイブ

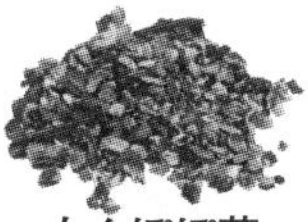
たんぽぽ茶

ネトル茶

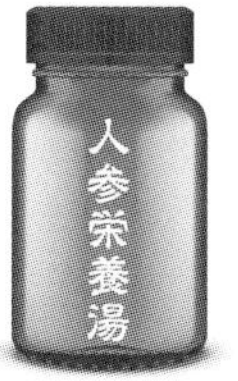

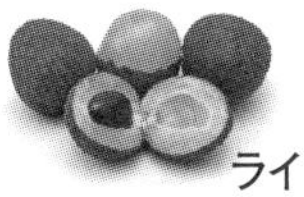
ライチ

貧血の予防・改善には毎日のケアが欠かせない。意識してたんぽぽ茶、ネトル茶飲むか、貧血予防に効果がある食品や漢方薬を積極的に摂ることが大切。

るいは「もしかして貧血予備軍かも」と思っているなら、自然の力で早めにケアしましょう。

生薬やパワーのある食材を取り入れた薬膳や、ハーブを使った料理やお茶が強い味方になってくれます。

例えば、ユリ科のホンカンゾウの花のつぼみを乾燥させた金針菜《きんしんさい》。「忘憂草」とも呼ばれ、元気のないときや憂鬱なときに効果があるといわれている食材です。タンパク質やミネラル類、ビタミン類、そしてアミノ酸などの栄養素がバランスよく含まれていて、ミネラルの中でもとくに鉄分はホウレンソウの20倍もの量を含んでいることから、貧血に効果があります。漢方でも血の巡りをよくするため、貧血に効果的とされています。お勧めの薬膳は、ホウレンソウと金針菜のスープ。月経痛のときにも、痛みを和らげてくれます。

「美の果実」といわれるライチもお勧めです。ライチには葉酸、ビタミンC、ミネラル類、ポリフェノールなどが豊富に含まれていて、とくに葉酸欠乏貧血に効果的です。ライチは、中国では「貧血＝ライチ」といわれるほどで、血を増やす、血をきれいにする果物としてポピュラー。種子は茘枝核《れいしかく》という生薬として、気を巡らせる、冷えを改善し、冷えによる痛みを和らげるなどの目的で用いられています。

また、貧血のときにお勧めなのが、ネトル、チャイブ、マテ、ダンデリオン（西洋タンポポ）などのハーブティー。最近、さまざまな効果があると注目されているクマザサ茶も貧血対策によいお茶です。

漢方薬で最もよく用いられるのは人参養栄湯《にんじんようえいとう》。これは気と血を補う処方で、血液循環を良くしパワーをアップします。また、人参養栄湯はエリスロポリチンという鉄分をつくる成分を含んでいます。

君薬は地黄《じおう》。地黄はゴマノハグサ科ジオウ属植物の根茎で、補血、強壮、止血、滋潤などに効果があります。

体力がなく、疲労が強いという方には、牛車腎気丸《ごしゃじんきがん》や八味地黄丸《はちみじおうがん》、補中益気湯《ほちゅうえっきとう》が向いています。補中益気湯は、飲むと頭が冴《さ》えてきますから、朝なかなか起きられないという方や、立ちくらみやめまいがしたり、ぼーっとしたりすることが多い方にもいいでしょう。

夏バテ・熱中症

何となく体がだるくて、疲れが取れにくい。夏に、もしこんな症状が現れたとしたら、それは夏バテかもしれません。

汗をかきやすい夏は、水分補給が欠かせませんが、あまりに水分をたくさん摂ってしまうと、胃腸が冷えて、食欲不振を引き起こし、夏バテの原因になることもあります。また、猛暑の屋外から、エアコンで冷えた室内に戻るときなどの急激な温度差も夏バテの原因の1つ。熱帯夜による睡眠不足も、疲れが溜まって夏バテを引き起こします。

夏バテに効く食材としては、クエン酸がたっぷり含まれている梅干し、お酢、レモンなどの柑橘類などが挙げられます。

クエン酸には疲労の原因となる乳酸の発生を抑え、疲労を回復する効果があり、さらに胃を刺激して食欲を促進させる働きがあります。また、爽やかな酸味は、食欲がないときでも口にしやすいで

梅干し、酢、レモンは最高の夏バテ解消食品

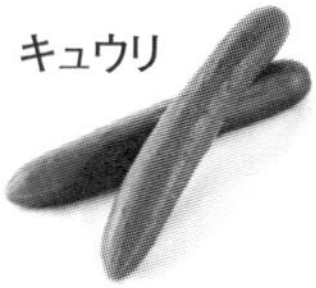

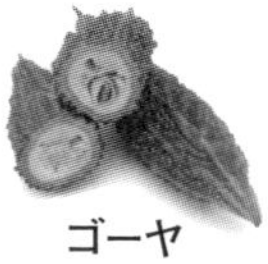

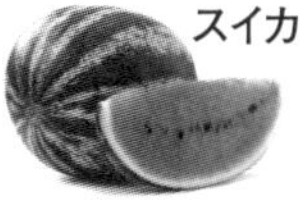

キュウリ、ゴーヤ、スイカは体の中に滞った熱を排除するのにピッタリの野菜。ただし、スイカは体を冷やしすぎるので注意が必要。

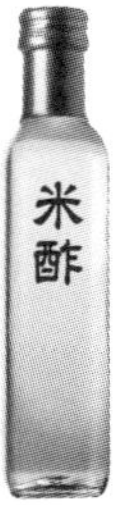

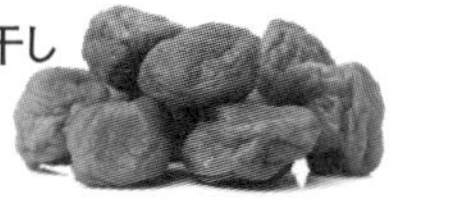

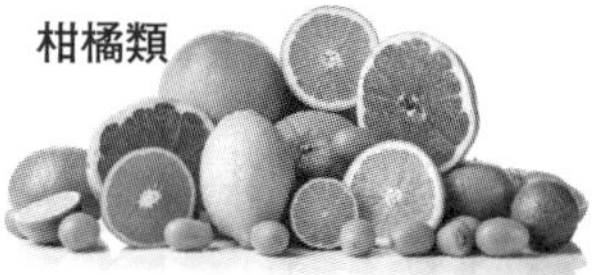

クエン酸が豊富に含まれている梅干しなどの食品を積極的に摂ることで、疲労回復、食欲増進し夏バテを遠ざける。

しょう。

ビタミンB_1が多い胚芽米や玄米、豚肉、大豆、海苔《のり》などもお勧めです。ビタミンB_1は、糖質をエネルギーに変える役割があり、疲労回復には欠かせないビタミンです。暑いからといって、糖分の多い清涼飲料水をたくさん飲んでしまうと、ビタミンB_1がどんどん使われてしまいますから要注意です。

キュウリやスイカ、ゴーヤなども、夏バテにはぴったりの野菜です。

キュウリには、体の中にこもった熱や湿気を取り去る作用があるため、むくんで体がだるく、食欲がないときに食べるといいでしょう。また、ゴーヤは胃腸が弱く、夏バテしやすい人に最適。スイカは熱中症のテッパン。「天然の白虎《びゃっこ》湯《とう》」といわれ、熱を冷まし口の渇きを癒すので、水分補給にもぴったりです。

ただし、スイカは体を冷やす作用が高いため、冷たすぎると胃腸の機能を弱らせる原因になりますから、注意が必要です。

夏の不調でイライラや火照りがある場合は、緑茶やジャスミンティー、ハスの実、ユリ根などが効果的。一方、夏冷えには体を温めるマグロ、エビ、ネギ、ニラ、クルミ、カボチャなどが役立ちます。

夏バテの漢方薬としては、清暑《せいしょ》益《えっ》気《き》湯《とう》がよく知られています。清暑とは暑さの原因を取り除く

こと、益気とは気を増やすということ。つまり、清暑益気湯は、暑さで弱った胃腸を元気にし、低下した体力を回復させることを目的とした薬です。

君薬は人参《にんじん》と西瓜皮《せいかひ》。人参はウコギ科のチョウセンニンジンの根を乾燥したもので、健胃整腸、鎮痛、去痰などの効果が。西瓜皮はスイカの皮で、スイカと同様、清暑の効果があります。

また、補中益気湯《ほちゅうえっきとう》、胃苓湯《いれいとう》、六《りっ》君子湯《くんしとう》なども、夏バテに多い消化器の症状に効く漢方薬です。

ただし、熱中症で症状が重い場合は、西洋医学的な処置が不可欠です。痙攣が起きて、自分で水が飲めないなど、意識が朦朧《もうろう》としている場合は救急車を依頼してください。緊急性がない場合の熱中症の火照りや口の渇き、頭痛を軽減する漢方処方としては、白虎加人《びゃっこかにん》参湯《じんとう》があります。

全身倦怠

朝起きるのがつらい、全身がだるく何をするのもおっくう、体が重い、考えがまとまらない……。何か病気があるのでは？　と心配になって医療機関を受診しても「異常なし」。そんな症状で悩んでいる方も、いらっしゃるのではないでしょうか。

疲労の症状は、脳からのＳＯＳ信号です。脳は「疲労感」を演出することで、休息を促し、体を守っているのです。ですから、疲労を回復するためには、まず栄養を十分とって、ゆっくり体を休めることが大切です。

疲労回復に効く食材としてまず挙げられるのが、世界中でパワーの源として用いられているニンニクとタマネギです。ニンニクやタマネギには、アリシンと呼ばれる成分がたっぷり含まれています。このアリシンは、ビタミンB_1と結合してアリチアミンという元気のもととなる成分をつくり出し、血液中に留まることで、ビタミンB_1の効果が持続し、滋養強壮、疲労回復に効果を発揮します。東洋医

疲労回復には元気の素をたくさん取り入れる

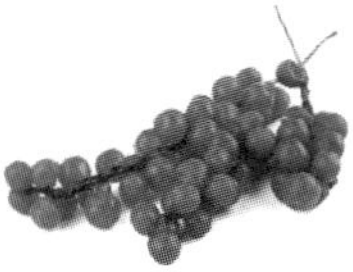

チョウセンゴミシ

朝鮮五味子とは、甘い・辛い・苦い・酸っぱい・しょっぱいのこと。抗酸化作用、血行促進、強壮作用など。

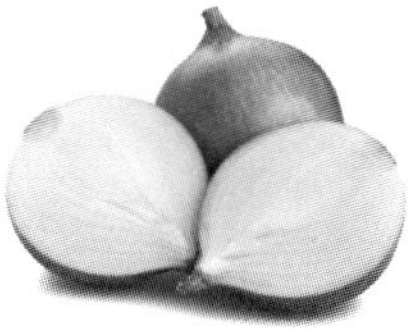

タマネギ

ビタミンB_{12}を効率的に摂取するにはタマネギに含まれるアリシンが必要になる。疲労回復効果高まる。

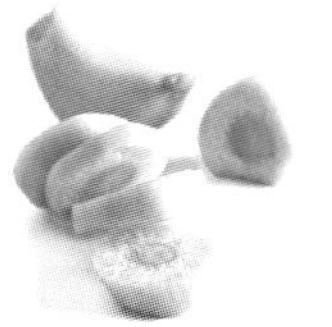

ニンニク

アメリカ国立がん研究所作成の免疫力をアップする最高の野菜のトップにニンニクがあげられている。

学でも、ニンニクやタマネギは気血の巡りを改善するとされ、パワーチャージに欠かせません。

黒米や黒豆も、積極的に摂りたい食材です。黒い食材は腎の働きを高めるので、体に精がつき、滋養強壮や老化防止に役立ちます。血の巡りもよくなり、水分代謝もよくなりますから、瘀血や水滞タイプの方にもお勧めです。

チョウセンゴミシの果実を乾燥させた生薬、五味子《ごみし》のお茶もお勧め。五味子は1粒に5つの味（酸、苦、甘、辛、塩味）が揃《そろ》うことからこの名前がつけられ、とくに韓国では、日常のお茶として古くから親しまれています。

主な成分は、タンパク質、カルシウム、リン、鉄、ビタミンCなど。気を補うことから滋養強壮効果が高く、発汗による体力の消耗を抑える作用があります。

赤い色素が見た目にも美しく、独特の酸味はとくに夏の体にうれしいものです。

その他、疲れていて火照りがあるときには菊花茶と緑茶のブレンド茶、冷えがあるときは菊花茶とウーロン茶、黒茶をブレンドしたものなどがお勧め。いずれのお茶にもナツメを1～2個加えると、より効果的です。

疲労には、気の巡りをよくする漢方薬を使います。全身がだるくてつらい場合は十全大補湯《じゅうぜんたいほとう》。君薬は滋養を高める人参《にんじん》と、補血、強壮、滋潤効果などがある地黄《じおう》で、他にも8種類の生薬が配合されています。

そして、胃腸の働きを高め、食べ物の栄養分を消化吸収できるようにして、気と血を増やし、全身に巡らせることによって、効果を発揮します。

また、下半身の倦怠感が強く、食欲がない、食べ物の味がしない、食後に眠くてたまらない、などといった症状があるときは、補中益気湯《ほちゅうえっきとう》。上半身の倦怠感が強いときは、人参養栄湯《にんじんようえいとう》を使います。人参養栄湯には免疫を調整する作用があり、手足の冷えや貧血にも効果があります。

高血圧

血圧は、ちょっとしたことで上昇しますが、こうした一時的な血圧上昇は、高血圧とはいいません。高血圧とは、安静にした状態での血圧が、慢性的に正常値よりも高い状態をいいます。

高血圧の状態が長く続くと、血管に持続的な圧力がかかり、脳、心臓、腎臓の血管の動脈硬化を進行させ、さまざまな合併症のリスクが高くなります。

血圧を上げる原因は、肥満や塩分の摂りすぎ、喫煙、ストレスなど。予防、改善には、こうした良くない生活習慣を見直すことが必要です。

食生活では、塩分を控えめにすることはもちろんですが、高血圧にいい食材を積極的に摂ることを心がけましょう。

例えば、トウモロコシ。トウモロコシは食物繊維が多い食材で、とくに実（粒）の皮にセルロースと呼ばれる食物繊維が多く含まれています。この食物繊維には血中コレステロールや血糖値の上昇を抑える働きがあり、高血圧や肥満、糖尿病の予防に効果的。さらに、トウモロコシにはカリウムも豊富に含まれています。このカリウムには、ナトリウムを排出して血圧の上昇を防ぐ作用があります。

ちなみに、トウモロコシのお茶には、トウモロコシの実を煎ったトウモロコシ茶、ひげを利用した

カリウムは血圧上昇を抑える

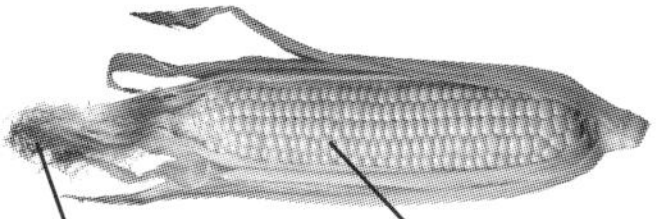

トウモロコシのヒゲ

いままで捨てていたヒゲにすごい効果。血圧安定、血糖値上昇抑制、さらには、美肌効果、むくみ解消効果など、たくさんある。トウモロコシのヒゲ茶がオススメ。

トウモロコシの実

食物繊維が豊富なので、血糖値の上昇はじめ高血圧を改善。ビタミンB_1を豊富に含んでいる。

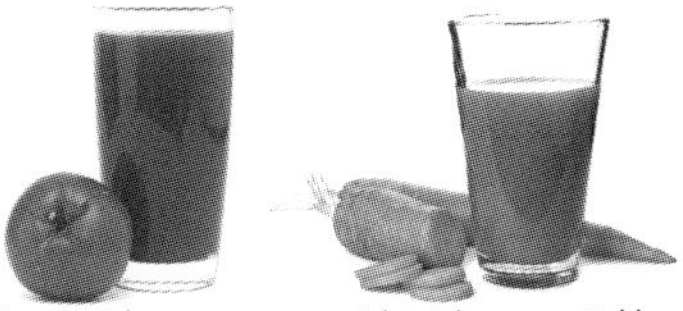

トマトジュース、ニンジンジュースは健康ジュースの定番。毎日摂りたいものだ。

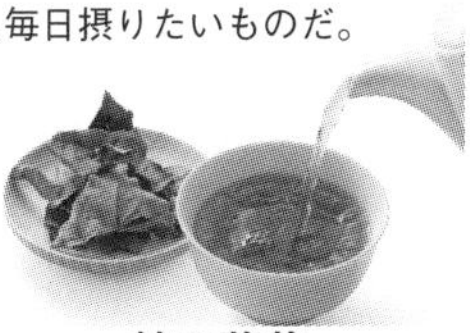

柿の葉茶

トウモロコシのひげ茶があり、ひげの部分には、カリウム、ブドウ糖、クエン酸、ビタミンKなどの栄養素が含まれています。トウモロコシのひげは南蛮毛《なんばんもう》と呼ばれる生薬にも利用されています。

カリウムが多いセリやクコの葉を煎じ汁として飲むのもいいでしょう。クコの葉にはカリウムだけでなく、血管壁を守り、丈夫にして動脈硬化を予防する、ルチンやビタミンも豊富に含まれています。

また、柿の葉茶も、ビタミンCや食物繊維を豊富に含み、高血圧の原因となる血中コレステロールの上昇を抑える作用のあるカテキンも多く含まれていることから、血圧の上昇を抑える効果が期待できます。ただし、柿の葉茶はカフェインが多いので、飲みすぎに注意してください。

独特の味と香りを持つセロリも、ビタミンA、B_1、B_2、C、Pやカルシウム、鉄、リンなどのミネラルを豊富に含み、血圧を下げて、高血圧を予防する働きがあります。

血圧が高く、のぼせに悩んでいるなら、ニンジンジュース（野菜のニンジン）やフレッシュなトマトジュースを1日2～3回飲むと、のぼせ解消に役立ちます。

高血圧の代表的な漢方薬としては、三黄瀉心湯《さんおうしゃしんとう》があります。体力があり、赤ら顔で、のぼせ気味、精神不安、便秘がある方に用いられる薬で、主に高血圧に伴うのぼせ、肩こり、耳鳴り、頭重、不眠、不安といった症状や、出血（鼻血、痔出血）、更年期障害などに効果があります。

みぞおちのつかえを解消するとされる瀉心湯の1つで、「黄」の字が3つつく生薬で構成されていることから、この名があります。君薬は大黄。タデ科ダイオウ属の根および根茎を乾燥した生薬で、緩下、消炎、健胃、駆瘀血作用などがあります。

体力が中等度で、慢性的な頭痛のある高血圧には釣藤散《ちょうとうさん》がいいでしょう。釣藤散は、高血圧の原因となっている気の上昇を抑えるとともに、気や血の巡りを整え、症状を抑えます。

低血圧

低血圧とはいったいどのくらいの数値のことを指すのかご存知ですか？　実は、高血圧はきちんと国際的に診断基準となる値が決まっているのですが、低血圧には定められた明確な数値はありません。そのため日本でも医療機関によって診断基準はまちまちで、最高血圧（収縮期血圧）100mmHg以下が、おおよその目安とされています。

低血圧の症状には、「眠気」、「めまい」、「食欲不振」、「動悸・息切れ」などがあり、めまいには体がふわふわした感じの「浮遊性めまい」と視界がぐるぐる回っているかのような「回転性めまい」があります。

また、低血圧には、主に原因不明な低血圧で痩せ型の女性や虚弱体質に多い「本能性低血圧」、食後一定時間内に症状が起こる「食後低血圧」、急に立ち上がることでめまいなどの症状がでる「起立性低血圧」、病気やケガ、薬などで引き起こされる「二次性（症候性）低血圧」の4つのタイプがあります。

専門医を受診してどのタイプの低血圧なのかを調べ、治療対策を立ててもらいましょう。

ただし、低血圧には効果のある薬物治療法が少ないというのが現状です。そこで望まれるのが、生活習慣の改善です。

食生活では、まず1日3食きち

肉や魚、大豆のタンパク質を効率よく摂る

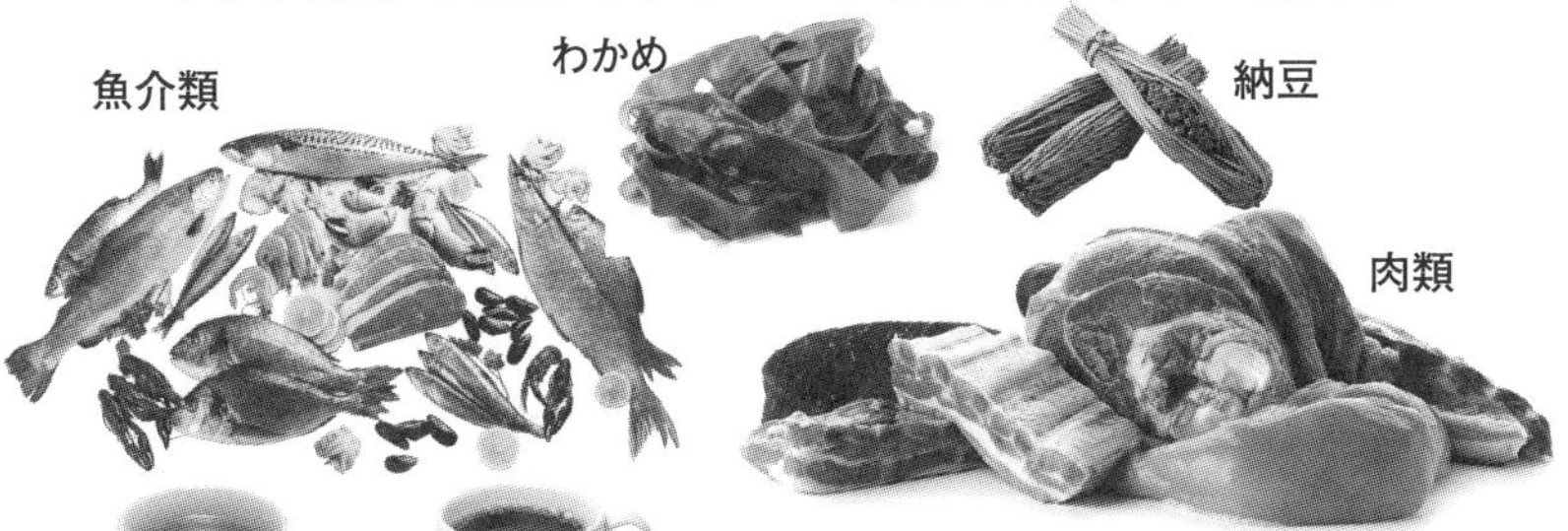

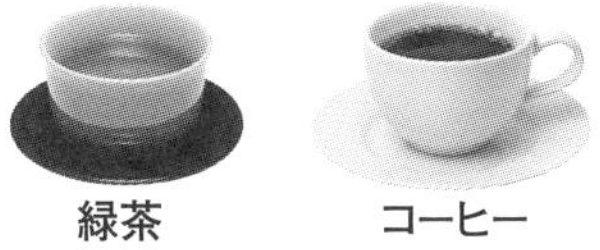

タンパク質摂取量の目安は、成人男性が60g、成人女性が40g。スポーツをしていればそれ以上が必要になる。ただ、摂りすぎると、肥満につながるので注意が必要。

んと食べること。低血圧の人は、朝が苦手で朝食を抜きがちだったり、胃もたれや食欲不振のために、食事がむらだったりします。

とくに摂りたい食材は、タンパク質が多く含まれている肉や魚類、大豆食品など。合わせてビタミン、ミネラル豊富な野菜や海藻を摂るなど、栄養バランスをよくすることも大事です。食事と一緒に緑茶やコーヒーなどのカフェインを含む飲み物を飲むと、血管が拡張されて血圧の低下を防いでくれます。

甘草、セイヨウサンザシ（山査子）、リンデン、ローズマリーのお茶もお勧め。

甘草は、低血圧対策でよく使われる生薬で、その成分が動脈圧を通常に戻して、血の巡りを助ける働きがあります。ただし摂りすぎると副作用の危険性があるため、少量を摂るようにしてください（水250mlに対して甘草10g）。

また、セイヨウサンザシは、脂質の摂りすぎで血管が硬くなるのを防ぎ、神経系にも効果が。リンデンには血圧を上げる効果があります。中枢神経を刺激して血流を活性化するとされているローズマリーは、強壮作用があり、低血圧を引き起こす心身の疲労を癒《いや》してくれます。ちなみに、食塩の摂りすぎが血圧を上昇させることは知られていることですが、少量であれば低血圧には便利な対処法です。

漢方薬では、体力が中等度以下で、朝起きにくく、めまいや立ちくらみの症状がある方には、苓桂《りょうけい》朮甘湯《じゅつかんとう》が向いています。君薬の茯《ぶく》苓《りょう》は、サルノコシカケ科のマツホド菌の菌核を乾燥したもので、利尿作用、健脾、滋養、鎮静、血糖効果などに効果があり、薬膳でも大活躍の生薬です。

また、血の巡りをよくする四物《しもつ》血行散《けっこうさん》は、血液の循環を整え、低血圧や、婦人科系のさまざまな症状を改善します。

胃腸が弱く、下肢が冷え、頭痛、頭重、めまいの症状がある方に効果的なのは、半夏《はんげ》白《びゃく》朮《じゅつ》天《てん》麻《ま》湯《とう》です。体力が中等度以下の方に向いています。

4 女性の悩みに

生理痛

生理が始まると下腹部や腰が痛む、頭が痛い、吐き気がするといった症状の他、イライラ、無気力など精神的な症状を伴うこともある生理痛。

そんな生理痛の主な原因に、プロスタグランジンというホルモンの過剰分泌が挙げられます。子宮内膜から分泌されるこのホルモンは、子宮を収縮させ、不要になった粘膜を血液と一緒に体外に押し出す働きをしますが、分泌量が多いと必要以上に子宮を収縮し、痛みを生じさせるのです。

その他、生理痛の原因としては、子宮の発達が未熟なためや、肉体的、精神的ストレスなど、いくつか考えられます。また、子宮内膜症や子宮筋腫などの病気のために生理痛が起きている可能性もありますから、痛みが酷い場合は、病院で診察を受けることをお勧めします。

「これは数日のことだから」と諦めて、じっと我慢している方が多いと思いますが、実は食べるものや飲むものによって、生理痛を和らげることができます。

ポイントは体——とくにお腹周りを温めてくれるもの。例えば、ショウガ入り茶。ショウガをすりおろすかスライスにして、紅茶やほうじ茶に入れて飲むと、お腹の中からポカポカ温くなります。

甘酒やサマハンティーなども体が温まります。サマハンティーは、スリランカで古くから飲まれているお茶で、きび糖を中心にショウガやブラックペッパーなど14種類のスパイスやハーブが配合されています。ノンカフェインなので、夜寝る前に飲んでも安心です。

薬膳でもよく使われているウコン（ターメリック）やシナモンもお勧めです。ウコンは気の巡りと血行をよくすることから、生理痛の痛みに効果があります。また、シナモンは体を温め、冷えを追い出す作用を持つ食材で、冷えからくる生理痛に有効です。

シナモンとショウガのホットワイン（赤）やシナモンとナツメのお茶など、薬膳酒、薬膳茶を楽しむのもいいでしょう。

また、フェンネルシード(茴香)には、子宮周辺の冷えを改善する効果がありますから、これらの飲み物に加えれば、さらに効果的です。

亜麻仁油、シソ（エゴマ）油、アボカド油などをお料理に積極的に取り入れるのもいいでしょう。これらの油を構成するオメガ3脂肪酸は、痛み物質の活性化を抑えるとされ、生理痛を和らげる効果が期待できます。

生理痛を緩和するために使う漢方薬の代表的なものには、当帰芍《とうきしゃく》薬散《やくさん》と桂枝茯苓丸《けいしぶくりょうがん》があります。

当帰芍薬散は、全身に冷えがある生理痛に有効な薬で、水分代謝を高め、余分な水分を取り除き、また血行を促し、冷えを改善させます。どちらかというと痩せ型の体力のないタイプ向き。君薬の当帰はセリ科トウキ属の根を乾燥したもので、鎮痛、鎮静、強壮などに効果があります。

桂枝茯苓丸は、下半身が冷えて、

お腹周りを温めると生理痛は和らぐ

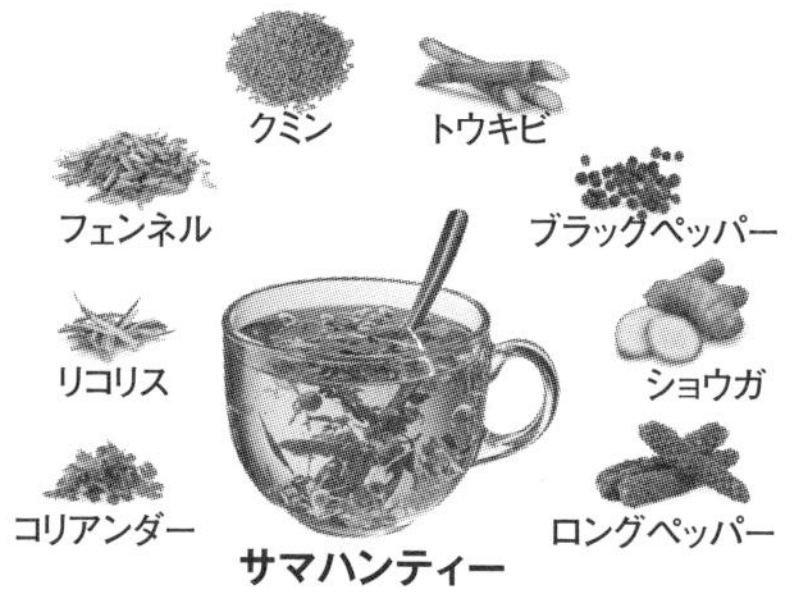

サマハンティーは14種類のスパイスを配合。体を温め、冷えが改善され、とくに生理痛の改善に効果。

生理痛を緩和する漢方

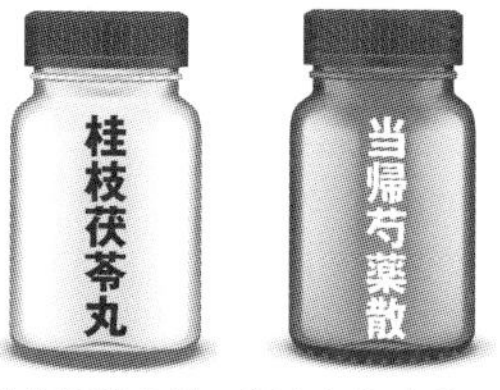

桂枝茯苓丸は、瘀血からくる生理痛に。当帰芍薬散は体を温めて貧血を改善したり、ホルモンバランスを整える。

上半身がのぼせるタイプの生理痛に有効です。滞った血の巡りをよくすることで、生理痛、生理不順、月経異常などを改善。肩こり、めまい、シミなどにも効果があります。君薬は、発汗、解熱、鎮痛、健胃などの作用がある桂枝と、利尿、健脾、滋養、鎮静、血糖降下などの作用がある茯苓です。

PMS（月経前症候群）

生理前になると、下腹部が張る、腰が痛くなる、胸の張りや痛みを感じる、あるいは頭痛、めまい、肌荒れ、むくみ……、こんな症状を感じたことはありませんか。また、何となく憂鬱だったり、イライラしたり、なぜか食欲旺盛になったり……。生理がある年代の女性のほとんどが、生理前にはこうした不調や違和感を感じているようです。それが生活上困るものでなければ、単なる生理的変化で問題はないのですが、生活に支障が出てしまう場合があります。これがPMS（Premenstrual Syndrome／月経前症候群）です。

PMSは月経周期における女性ホルモンのバランスの変動が原因と考えられていますが、まだすべてが解明されているわけではありません。東洋医学では、血の滞りがあり、水のバランスが乱れ、さらには気の異常も関係していると考えられています。

憂鬱な日にはハーブティーを

プロゲステロンの分泌を促すハーブティー

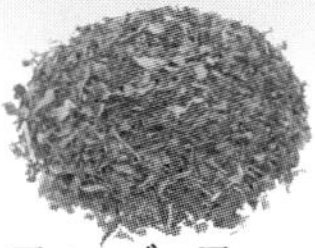

フィーバーフュー

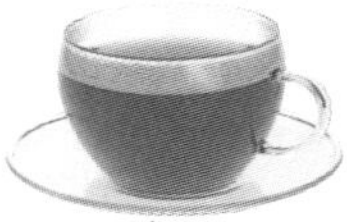

ラズベリー

血を増やす食材

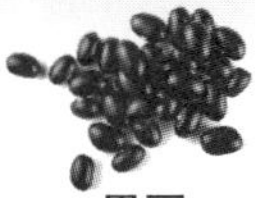

黒豆

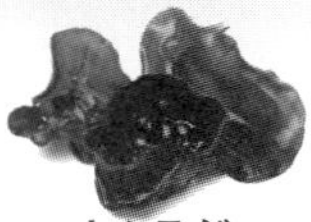

キクラゲ

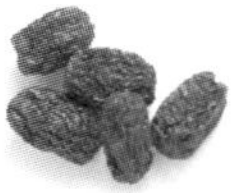

ナツメ

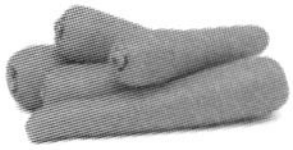

ニンジン

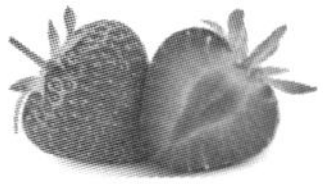

イチゴ

ＰＭＳの諸症状の改善に、とてもよい効果をもたらすハーブがあります。

例えば、古くから女性の生理障害に使われてきたチェストベリーは、女性ホルモンのプロゲステロンの分泌を促す効果があるとされ、ＰＭＳを和らげます。

ラズベリーは、妊娠時に子宮と骨盤の筋肉を強くすることで知られるハーブですが、ＰＭＳや生理痛の緩和にも効果的。古代ギリシャ時代から偏頭痛のケアに使用されてきたフィーバーフューは、緊張を和らげる作用や、血管を正常にする作用があるため、ＰＭＳの頭痛に悩まされている方にお勧めです。また、乾燥させたショウガにも優れた頭痛緩和作用があります。

東洋医学的な立場からは、血を増やす「補血食材」がお勧め。東洋医学では、「黒いもの」と「赤いもの」が補血食材とされていて、例えば、黒豆や黒キクラゲ、穀米などが黒いもの、ナツメやレバー、ニンジン、イチゴなどが赤いものです。また、パクチー、セロリ、ミョウガなどの香味野菜やハーブティーも、気を巡らす食材です。

さらに、女性の生理にまつわるトラブルでは、肝が重要なカギを握っていることが多いので、肝の機能を上げるブロッコリーやホウレンソウなどの緑黄色野菜や、貝類も積極的に摂りましょう。

　ちなみに、ホウレンソウは、紫外線からも肌を守ってくれるビタミンAが豊富に含まれていますから、ニキビや乾燥肌にも有効で、PMSによるニキビに悩まされている方にはとくにお勧めです。

　漢方薬でよく用いられるのは、当帰四逆加呉茱萸生姜湯《とうきしぎゃくかごしゅゆしょうきょうとう》。これは体を温め、熱をつくるのを助けて、手足などの末梢を温めるとともに、体の内部にも働き、冷えによるPMSの症状を改善します。君薬は、鎮痛、鎮静、強壮などに効果がある当帰です。

　他に、血の巡りをよくして症状を改善する漢方薬では、加味逍遥《かみしょうよう》散《さん》があります。これは体力が中等度で、便秘や精神神経症状がある人向き。また、体力があるタイプには桂枝茯苓丸《けいしぶくりょうがん》が、虚弱なタイプには当帰芍薬散《とうきしゃくやくさん》が向いています。

　加えて、体に浮腫がある方は、利尿作用のある五苓散《ごれいさん》や柴苓湯《さいれいとう》を、イライラや落ち込みの激しい方は抑肝散《よくかんさん》などを合わせて飲むと効果的です。

不妊症

　不妊とは、健康な男女が妊娠を希望し、避妊をしないで一定期間、夫婦生活を行っても妊娠しない状態をいいます（一定期間の目安は日本産婦人科学会では1年としています）。

　不妊の原因は人それぞれですが、女性の原因として多いのは、排卵障害、卵管障害、子宮着床障害です。これらの原因が見当たらない場合は、「妊娠しにくい体になっている」ことが考えられます。

　例えば、赤ちゃんを授かるのに、冷えやストレス、肥満は大敵です。また、食生活をはじめとする生活習慣が妊娠しにくい体質をつくっている場合もあります。

　まず、長期間食生活が乱れていると、妊娠するための機能が衰えます。つまり、栄養の偏りや不足は、女性ホルモンの乱れにつながるのです。

　妊娠に近づく体づくりには、正しい食習慣とバランスのよい食事

妊娠しやすい体を作るハーブティー

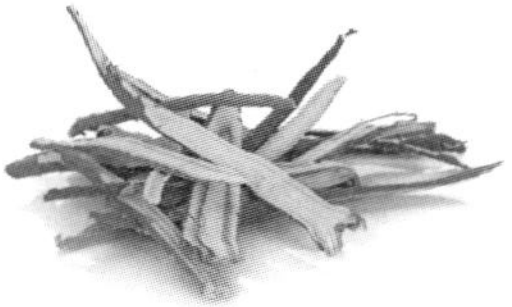

リコリス

女性ホルモンのエストロゲン様作用がある。そのために、女性特有の病気の治療に使用されている。更年期以降は分泌が減少。

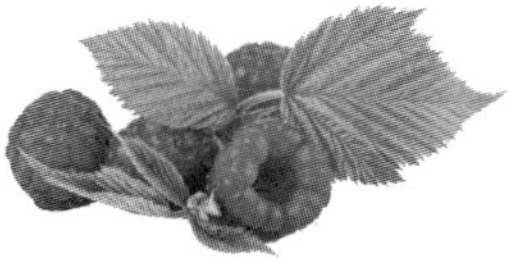

ラズベリーリーフ

妊婦のハーブと呼ばれるだけあり、出産の負担軽減、母乳栄養価アップ、母胎の回復を早めるなど、妊婦に特化した効果が豊富。

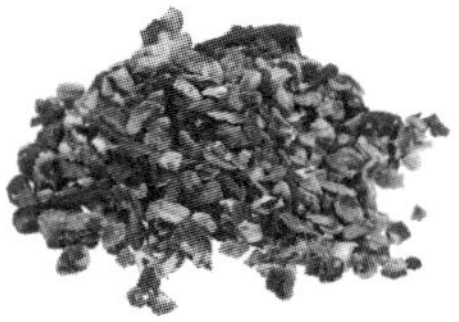

たんぽぽ茶

効果としては、血行促進、浄血、肝臓・心臓機能改善、母乳の出をよくする、生理不順など、たくさんの効果が期待できる。

が欠かせません。その上で、とくに積極的に摂りたい食材としては、まずビタミンEが多く含まれるアボカドやキウイフルーツ、ナッツ類など。ビタミンEは、子宮や卵巣の老化を防ぐ効果があるといわれています。また、カキ（貝）や豚レバー、高野豆腐などもお勧め。これらの食材には、新陳代謝や性機能をサポートする亜鉛が多く含まれています。

ラズベリーリーフやリコリスなどのハーブティーも妊娠しやすい体づくりに役立ちます。

ラズベリーリーフには抗酸化力の高いポリフェノールが含まれ、それが粘膜を強化するため、膣粘液の分泌が促進され、妊娠力をアップさせます。生理痛やPMS、更年期症状にもいいでしょう。

リコリス（甘草）は、漢方やアーユルヴェーダでも多用されていますが、排卵や受精を促すエストロゲンの働きを助ける作用を持っています。チェストベリーやブラックコホシュなど、女性ホルモンの調整をしてくれるハーブティーと一緒に摂るとより効果的です。

タンポポ茶も妊活にぴったりのお茶です。タンポポは中国では蒲《ほ》公英《こうえい》という生薬として知られ、ヨーロッパでは薬草として伝えられ、古くから食用に使われています。タンポポ茶には、ビタミンB_2、C、カルシウム、鉄など、不足しがちな栄養素が豊富に含まれ、妊娠しやすい体づくりをサポートしてくれるのです。

女性不妊に用いる漢方薬は、ホルモンバランスをよくする処方を行います。

プロラクチン（乳腺刺激ホルモン）や男性ホルモンのテストステロン値が高いときに試されるのが、芍薬甘草湯《しゃくやくかんぞうとう》。君薬は芍薬と甘草の2種類で、芍薬はボタン科シャクヤクの根を乾燥したもの。ストレスや疲労で消耗する肝の機能を補い、鎮静、抗炎症作用を持ちます。一方、甘草はマメ科カンゾウ属の根茎を乾燥したもので、鎮静作用があり、心、脾、肺、胃の機能を補い、同様に鎮静作用があります。

当帰《とうき》芍薬散《しゃくやくさん》も妊活でよく使われる漢方薬です。血の巡りをよくする作用があり、血行を促進させることで全身に栄養を行き渡らせ、妊娠しやすい体に近づけます。

また、妊娠したいのにできないことがストレスになっているような場合は、香蘇散《こうそさん》や半夏厚朴湯《はんげこうぼくとう》などが考慮されます。

つわり

妊婦さんの約9割が症状の軽重にかかわらず経験するというつわり。多くの場合は妊娠初期に見られ、妊娠4週頃から15週頃まで続くケースが多いようです。しかし、つわりはとても個人差があり、その時期も症状も人それぞれです。

主な症状は、吐いたり、吐き気を感じることで、常に口にものが入っていないと吐き気を感じてしまう「食べづわり」と呼ばれる症状になる人もいます。

また、においに敏感になって、それまではいい香りだと感じていたものが急に不快になったりすることも。今まで好きだったものが食べられなくなったり、逆に嫌いだったものが無性に食べたくなるということもあります。

さらに、いくら眠っても眠気がおさまらなかったり、頭痛、めまい、便秘、全身倦怠、イライラを伴うこともあります。

つわりで食事を思うように摂れ

つわりの時、食欲を増進させる工夫も必要

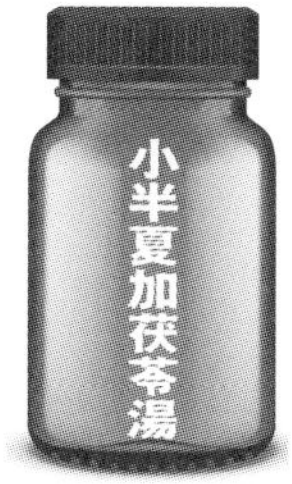

吐き気を抑えることで、つわりの症状、悪心、嘔吐などを和らげてくれる。

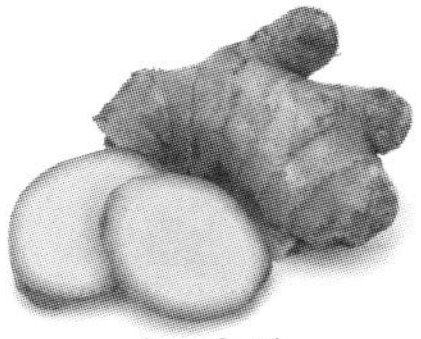

ショウガ

胃腸の不快感を緩和して、つわりの症状を和らげる。妊婦が食べても OK。

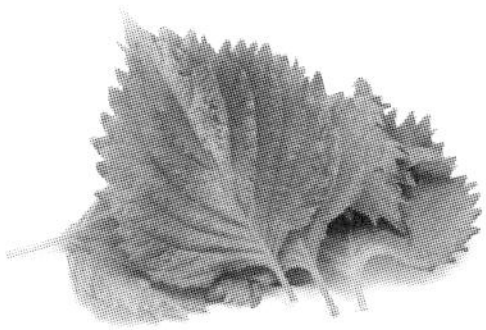

シソの葉

栄養豊富な食材。食欲増進、消化促進だけでなく、抗菌作用で食中毒予防も。

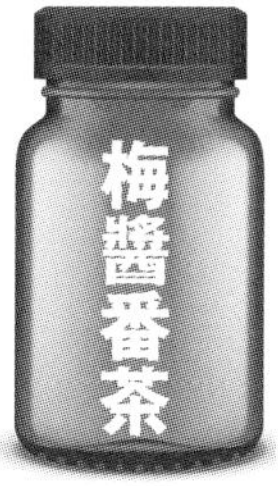

万病に効果のあるお茶と言っても過言ではない。当然、胃腸の働きを改善。

ないと、「赤ちゃんが健康に育たないのでは」と心配になることもありますが、この時期は食事の時間や回数にこだわらず、食べたいときに、食べたいものを、あるいは食べられるものを少しずつ食べることです。

　つわりによる食欲不振には梅醤番茶（115ページ参照）が効果的です。梅は整腸作用が強く、吐き気を抑え、食欲を増進させてくれます。

　また、昔から民間薬として重宝されてきたシソの葉には、強い抗菌作用があり、胸のつかえ、嘔吐、食欲不振、つわりなどによく効きます。とくにつわりが酷いときには、そのまま食べたり、みじん切りにして料理に混ぜて食べるといいでしょう。

　ショウガもつわりにお勧めの食材です。ショウガは、吐き気を抑え、食欲を増進させる働きがあり、中国では、吐き気の症状には必ずといっていいほど用いられています。干したり、少し火で炙《あぶ》った薄切りショウガを噛むだけでも効果があります。

　オレンジピールやペパーミントのハーブティーもお勧めです。ビターオレンジの果皮を乾燥させたオレンジピールには、消化不良や食欲不振を緩和する効果があり、芳香成分のリモネンには鎮静作用や抑うつ作用があるので、気持ちが沈みがちなつわり期にぴったり

です。

キッチンハーブとしても人気の高いペパーミントは、吐き気があるときに香りをかぐだけでもすっきりして、食欲不振を緩和します。

カラスビシャク（サトイモ科）の球茎を乾燥させた半夏（はんげ）は、昔からつわりによる吐き気や胸のつかえを解消する煎じ薬（生薬）として、飲まれてきました。

小半夏加茯苓湯《しょうはんげかぶくりょうとう》は、この半夏を君薬として、生姜《しょうきょう》、茯苓《ぶくりょう》の3つの生薬からできている、つわりに効く代表的な漢方薬で、吐き気を止めて、浮腫みを改善し、水の偏りを改善する作用があります。

また、小半夏加茯苓湯に厚朴《こうぼく》、蘇葉《そよう》を加えた半夏厚朴湯は、2つの生薬を加えることにより気の巡りがよくなり、つわりで沈みがちな気分を発散させてくれます。

更年期障害

女性の更年期は、閉経の時期をはさんだ前後10年間をさし、人によって違いますが、一般的に45～55歳頃が多いようです。そして、この更年期に、心と体に起こるさまざまな不調が更年期障害です。

更年期障害の症状は、大きく身体的症状と精神的症状の2つに分けて捉えることができ、前者はのぼせ、火照り（ホットフラッシュ）、めまい、頭痛、全身倦怠感など、後者は気持ちの落ち込み、無気力、不安感、憂鬱などが挙げられます。

更年期症状の対策として、積極的に取り入れたい食材の1つにセロリがあります。セロリの香り成分であるアピインは、気の巡りをよくします。さらに精神安定作用のあるカルシウムも多く含まれているので、イライラや情緒不安定などにも効果的。体に溜まった余分な熱や水分を取り除くデトックス効果もあるため、むくみや便秘の解消にもなります。葉がイライラ解消の薬効が強い部位なので、細かく刻んで炒め物やスープなどに活用しましょう。

シソ、レンコン、ユリ根、シナモンなどもお勧めの食材です。シ

更年期に積極的に食べたい野菜

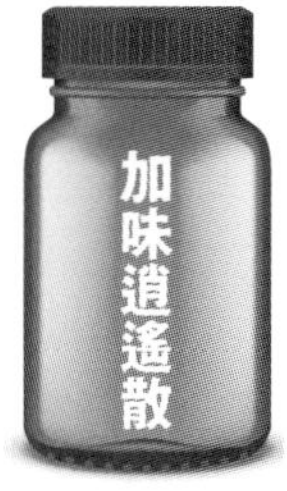

のぼせ感や精神的不安、イライラに効果。更年期障害、月経不順、血の道症に効果。

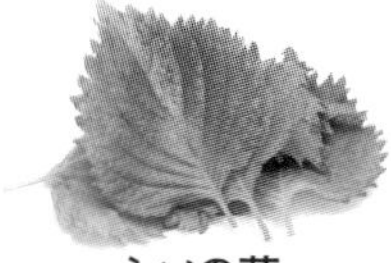

シソの葉

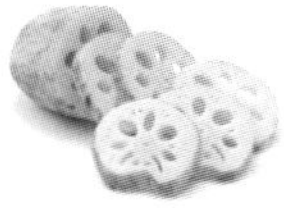

レンコン

シソの葉は精神を鎮める作用があり、レンコンは血の巡りをよくする。

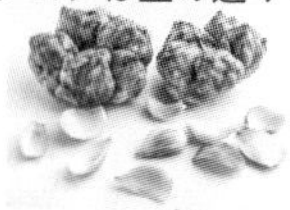

ユリ根

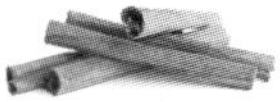

シナモン

ユリ根はイライラ、不安感の解消。シナモンは毛細血管を修復してくれる。

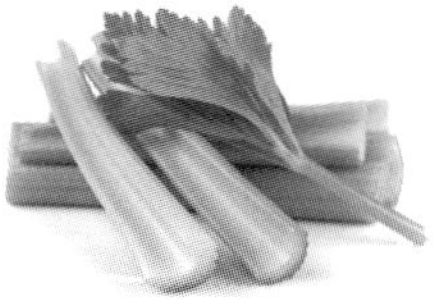

セロリ

体内の熱を冷まして、更年期特有のイライラを解消。セロリの香りには気持ちを安定させる効果がある。加熱でも香りは飛ばない。

ソは精神を鎮める作用があり、レンコンには血の巡りを改善する作用、ユリ根は神経を落ち着かせ、イライラや不安感を解消し、不眠を改善する作用が。シナモンは毛細血管を修復するので、ほてり、のぼせ、発汗などのホットフラッシュの改善にも役立ちます。

大豆や大豆食品も積極的に摂りましょう。大豆に含まれる女性ホルモンに似た働きをするイソフラボンが、ホットフラッシュや動悸を和らげてくれます。

カゼや熱の症状を緩和するハーブとして有名なセージも、多汗やホットフラッシュ、寝汗などの更年期症状を緩和してくれます。ハーブティーにして、3～4週間、毎日1～2杯飲むと症状がぐっと楽になってきます。

漢方薬では、代表的なものに加《か》味逍遙散《みしょうようさん》があります。君薬の柴胡《さいこ》（セリ科ミシマサイコなどの根）は、鎮静、解熱、解毒などに用いる生薬で、加味逍遙散には他に9種類の生薬が配合されています。

この漢方薬は、体力があまりない人の、不定愁訴といわれる多様な心身の不調に広く用いられ、とくに、鬱、不安、不眠などの精神症状がある方に有効です。

一方、のぼせやホットフラッシュが強い場合は、桂枝茯苓丸《けいしぶくりょうがん》がいいでしょう。比較的体力があるタイプに向いている漢方薬で、肩こりやめまい、頭重などの症状にも役立ちます。君薬はケイの若枝を乾燥した桂枝と、サルノコシカケ科のキノコの菌核を乾燥した茯苓。桂枝は発汗、解熱、鎮痛などの作用があり、茯苓は利尿、鎮静、鎮痛などの作用があります。

　この他、めまいや動悸には半夏《はんげ》白朮天麻湯《びゃくじゅつてんまとう》、味覚や臭覚の異常には八味地黄湯《はちみじおうとう》などを使います。

5 男性の悩み

男性不妊・精力減退・男性更年期

　男性不妊は世界的にも増えているという報告があります。そして、そのほとんどの原因は、精子をうまくつくることができない「造精機能障害」です。この障害には、精液の中に精子がまったくない「無精子症」、精子の数が極端に少ない「乏精子症」、数は十分なのに精子に元気がない「精子無力症」などがあり、先天性のものや、病気がきっかけのもの、その他アルコールや喫煙、肥満などが要因になることもあります。

　一方、精力減退や男性更年期障害は、中年男性の多くが抱えている体の悩みです。これらは加齢に伴って男性ホルモンの分泌量が減少することが原因ですが、その引き金となるのはストレスや過労などの精神的な要因が多くを占めています。

　こうした悩みの解消にお勧めなのが、ヤマイモ、サトイモ、納豆、オクラなどの「ネバネバ食品」です。とくにヤマイモは、漢方では脾肺腎の3つの臓器の気血水を補うといわれ、老化防止、疲労回復、滋養強壮などに効果があります。ヤマイモの料理に、お酒で戻したクコの実を加えると、さらに効果がアップします。

精力減退、男性更年期はストレス過労が原因

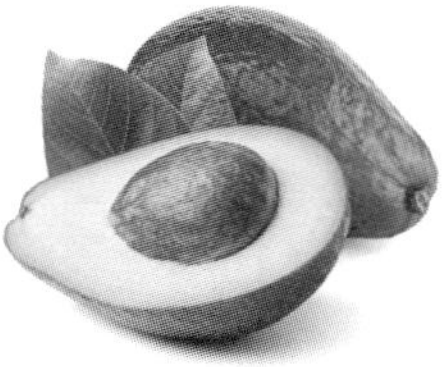

アボカド

不飽和脂肪酸が多く、悪玉コレステロールを減少、食物繊維、リノール酸、リノレン酸が豊富なので整腸作用、美肌効果。動脈硬化、高血圧、細胞増殖にも。

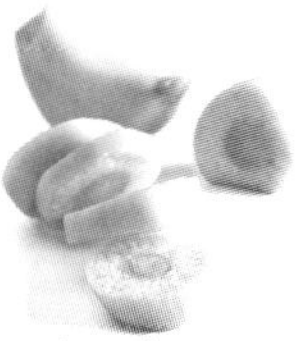

ニンニク

香りのもとであるアリシンの殺菌効果、がんや血栓の予防にも優れた効果を発揮する。さらに、体内でビタミンB1と結びつくと強力な疲労回復効果になる。

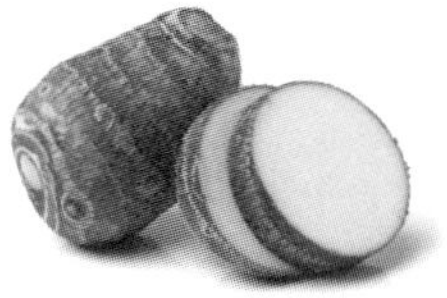

サトイモ

ぬめり成分のガラクタンとムチンは血圧を下げるだけでなく、コレステロールを減少させる効果がある。さらに、胃腸壁の潰瘍予防、便秘改善にも役立つ。

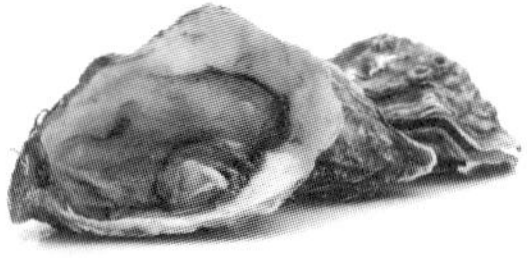

カキ

亜鉛、タウリン、グリコーゲン、必須アミノ酸、ビタミンB_1・B_2・B_{12}、ミネラルなどの栄養素が豊富に含まれているので、疲労回復、免疫力アップに効果。

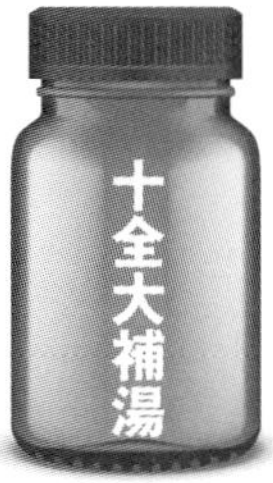

体力と気力を補う効果あり。疲労倦怠感、貧血気味、食欲不振などの症状があるときに。

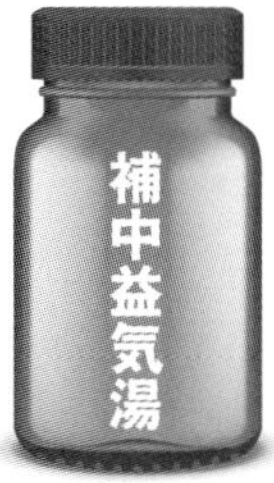

生命活動のエネルギーである気がなくなったときに効果。疲労倦怠、体力虚弱などに。

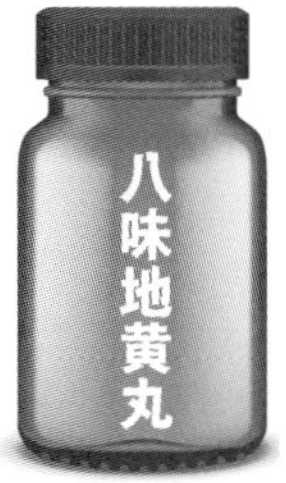

体力なく、疲労・倦怠感あり手足の冷えある高齢者に効果あり。腎の働きが衰えた人。

また、これらのネバネバした食べ物に含まれるムチンやアルギニンといった成分は、男性ホルモンの分泌を促すとされており、さらにアルギニンは精子をつくる材料であり、精子の運動量を高める効果もあるため、男性不妊の改善に大いに役立ちます。

「海のミルク」といわれるカキも積極的に摂りたい食材です。カキに含まれる亜鉛は、男性ホルモンを増やし、男性の性機能を高め、精子の活動を高めます。ちなみに、カキの殻を焼いて粉末にしたものは牡蠣《ぼれい》という生薬で、精神を安定させてくれる漢方薬によく用いられます。

その他、ニンニク、タマネギ、

ニラ、アボカド、鮭などもお勧め。

ニンニクやタマネギ、ニラは、刻んだり加熱するとアリシンというものをつくり出しますが、これが豚肉やカキなどに含まれるビタミンB_1と結びつくと、男性ホルモンを増やすといわれるアリチアミンという物質になるのです。

アボカドは、「若返りビタミン」とも呼ばれるビタミンEを多く含んでいます。このビタミンEが、男性ホルモンの分泌を促します。

鮭も男性ホルモンに関わるビタミンEやビタミンD、ナイアシンが豊富です。また、鮭の赤い色素であるアスタキサンチンには強い抗酸化作用があり、老化防止や生活習慣病の予防に効果を発揮します。

漢方薬は補中益気湯《ほちゅうえっきとう》、十全大補湯《じゅうぜんたいほとう》など。

補中益気湯は、消化器系の機能低下、体力の低下、虚弱を回復させる処方で、滅入《めい》りがちな気持ちを引き立てる効果もあります。

君薬は、人参《にんじん》と並ぶ滋養強壮の生薬として知られる黄耆《おうぎ》（マメ科のキバナオウギなどの根を乾燥させたもの）。黄耆の「耆」には、体力を補うために用いる補薬の長という意味が込められているそうです。

十全大補湯も、胃腸の消化力の低下や体力が低下したときに用いられる薬で、人参と黄耆が配合されています。

その他、八味地黄丸《はちみじおうがん》は、腎の働きをよくすることから、男性不妊に働きがあるとされています。

加齢臭・多汗

体臭の原因には、汗、皮脂の他、さまざまなものがあります。加齢臭は、40歳を過ぎた頃から増えるノネナールという臭い物質が原因。体に疲労が蓄積したときに出る体臭は疲労臭といいます。

また、普通ではとくに汗をかく必要がない環境や条件の下で、発汗作用が促進され、大量に汗をかくのが多汗です。暑いときや運動をしたとき、緊張したり驚いたり、不安になったときなどに、体全体あるいは手のひらや足の裏、脇の下にかく汗は、体温調整のための

加齢臭ノネナールは活性酸素が原因

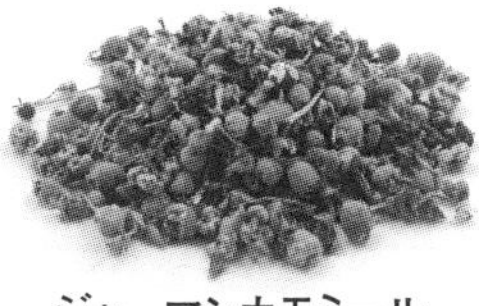

ジャーマンカモミール
リラックス、安眠効果、粘膜の炎症を抑えたり、アンチエイジングに。胃腸の働きを整えたりする。

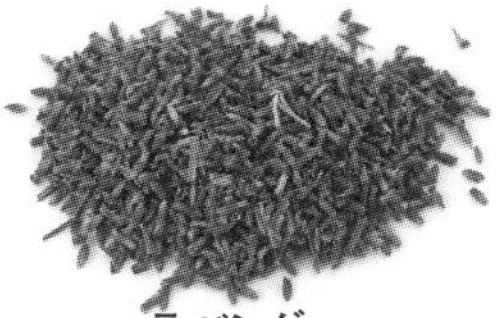

ラベンダー
ラベンダーの香りはストレスを抑える効果があるので、ストレス性口臭には即効。脳や体がリラックスする。

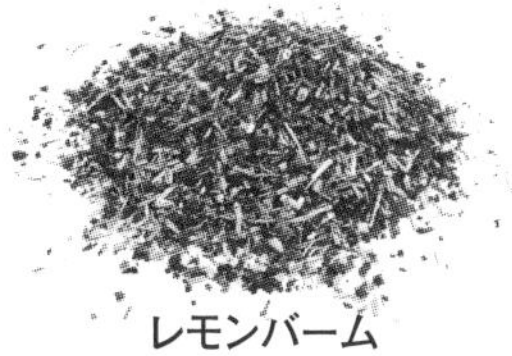

レモンバーム
不安や緊張感を和らげてくれる香り。お茶で飲むと、気持ちが明るく前向きになる。抗菌､抗ウイルス効果もある。

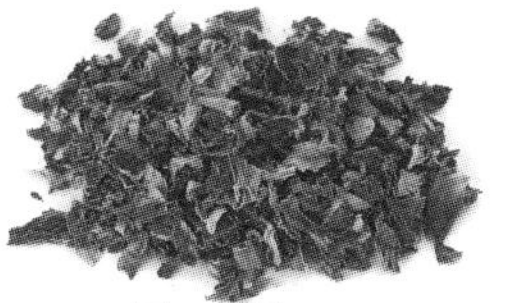

ローズティー
身心をリラックスさせ幸福感を与えてくれる。ビタミンＣやポリフェノールが豊富なのでアンチエイジングに。

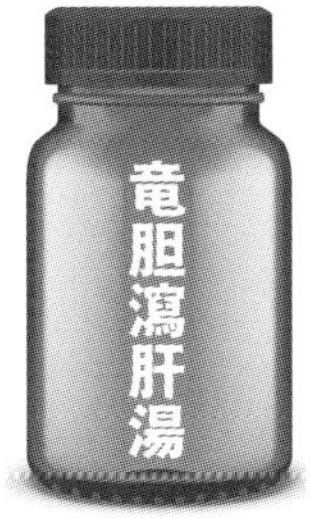

湿熱が漏れるとべっとりした汗と体臭を放つようになる。さらに、舌苔などの症状がでてくる。湿熱除去のために竜胆瀉肝湯が効果的。

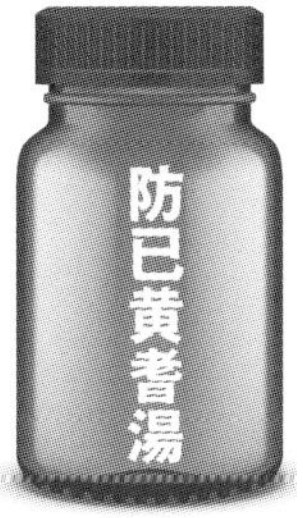

余分な水分が体に溜まってしまう水分代謝がよくない人に。肥満症の治療にも使用されるが、汗をかきやすかったりむくみやすい人に効果。

生理的な汗です。

臭いニオイ物質のノネナールは、体内の活性酸素が増加したり、抗酸化作用が低下することで発生します。ですから、少しでも臭いを減らすためには、活性酸素を減らし、抗酸化力を高めることが必要です。そのためには、抗酸化作用のある食材を積極的に摂ることが大切です。

なかでも注目したいのがハーブです。多くのハーブには、活性酸素除去する酵素（ＳＯＤ）や、抗酸化作用のあるフィトケミカルが豊富に含まれていて、気になる体臭や加齢臭に効果を発揮してくれるのです。

最も手軽なのはお茶として飲む方法。お勧めは、ラベンダーやジャーマンカモミール、レモンバーム、ローズなど、リラックス効果があるハーブ。リラックスすることでストレスが解消でき、結果的に活性酸素除去につながります。

　また、デトックス効果があるユーカリや、殺菌効果が非常に高いタイム、ノネナールを抑制する働きを持つクマザサやドクダミのお茶もとても有効です。

　汗を抑える食材としては、キュウリ、ナス、トマト、ゴーヤ、ピーマンなどの野菜。これらはカリウムが多く含まれていて、体内の熱を排出する効果があるため、発汗の予防に役立ちます。ただし、カリウムは熱に弱いので、熱を加えず生で食べたほうがより効果的です。また、前出のリラックス効果のあるハーブティーも、汗の抑制が期待できます。

　漢方薬では、体力が中等度以下で、疲れやすく、あまり動かなくても汗をかくようなタイプには防《ぼう》已《い》黄《おう》耆《ぎ》湯《とう》を用います。これは消化吸収を助けながら、余分な水を取り除き、全身の機能を高める処方。君薬は防已と黄耆、２種類の生薬です。

　防已は、ツヅラフジ科のオオツヅラフジの茎や根茎を乾燥したもので、水分代謝促進、鎮痛などの効能があり、浮腫や関節水腫などに用いられ、マメ科のナイモウオウギやキバナオウギの根を乾燥した黄耆には強壮、止汗、利水、排膿などの効能があり、補気強壮剤として用いられます。

　また、やや肥満気味、多汗で体臭が気になるという方は、竜《りゅう》胆《たん》瀉《しゃ》肝《かん》湯《とう》がいいでしょう。精神的ストレスや緊張が引き金となって汗や体臭が出ているようなら、柴《さい》胡《こ》加《か》竜《りゅう》骨《こつ》牡《ぼ》蛎《れい》湯《とう》が向いています。

髪の毛のツヤや細さ

「髪がパサパサで艶がない」

「最近、髪の毛が細くなってきた」

そんな髪の悩みをかかえていませんか。

　髪がパサついて艶がない状態というのは、髪外側のキューティクルが剥がれ、内部が空洞になって

髪の毛にいい食べ物は健康的な食事から

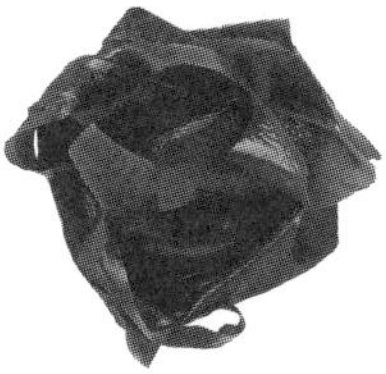

海藻

海藻に含まれるネバネバ成分のフコイダンは毛母細胞を活性化させて美しい髪の毛をつくる。ヨウ素も甲状腺ホルモンの代謝を促し、髪にいい。

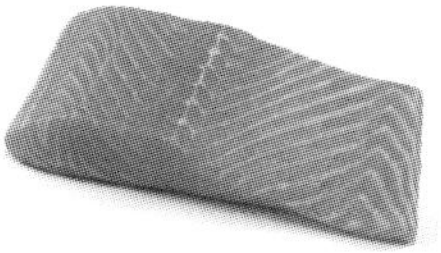

鮭

鮭は毛髪を形成するタンパク質や各種ビタミン・ミネラルを含有。なかでもＤＨＡ・ＥＰＡ、アスタキサンチン、コラーゲンは毛髪回復に。

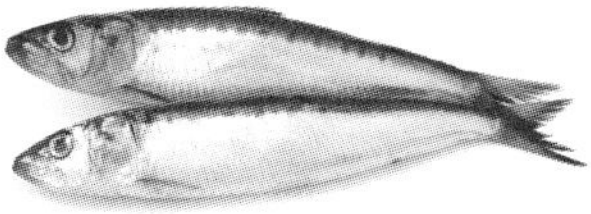

イワシ

イワシには血液をサラサラにするＥＰＡ、脳の栄養素ともいえるオメガ３脂肪酸が豊富で、薄毛、抜け毛には必須の食品。缶詰でも代用になる。

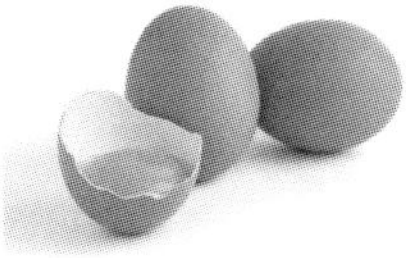

タマゴ

髪の毛はケラチンというタンパク質からできていて、不足すると元気のない髪の毛になる。髪に必要なビオチン、含硫アミノ酸、ミネラルも豊富。

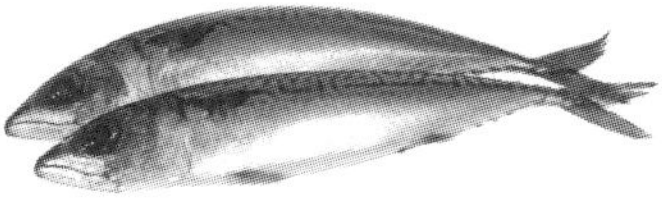

サバ

血液ドロドロでは頭皮にまで血液がいかなくなる。そこで必要になるのがＤＨＡ・ＥＰＡ。いま話題のサバ缶でも十分に代用できる。

いる状態です。こうした状態では、外部からの刺激やダメージから髪を守ることができませんから、髪はとても弱くなり、切れ毛などが起こってしまいます。さらに、それを放っておくと、髪は細くなっていき、抜けやすくなり、髪の成長にとって重要な毛根部分の頭皮環境を守ることができなくなってしまいます。

原因は、加齢やストレス、生活習慣、ホルモンバランスなどさまざまで、いくつかの要素が重なり合って生じるのが一般的です。

健康な髪をつくるには、食事も重要です。昔から「髪にいい食べ物」というと真っ先に海藻が挙げられますが、そればかり食べていたのではバランスが悪くなるので、かえって髪にはよくありません。まずは「バランスよく食べる」ことです。その上で、積極的に摂りたい食材は、例えば鮭やイワシ、サバなどの魚、豆類、卵など。これらタンパク質が多い食材は、髪の基本成分であるケラチンのもととなります。また鮭などの魚には、髪に欠かせない栄養素、オメガ3脂肪酸が豊富です。

　亜鉛が多いカキもお勧めです。亜鉛はケラチンの合成に不可欠で、これが不足すると、弱い髪の毛になってしまいます。

　その他、ニンジン、カボチャ、ホウレンソウなどの緑黄色野菜は、ビタミン類が豊富に含まれていることから、頭皮の血行をよくし、髪の健康を助けます。

　髪のトラブルは、漢方では血が不足した血虚の状態であると考えます。そこで、クコの実や竜眼肉《りゅうがんにく》、松の実などの血を補う食材がよく用いられます。

　クコの実は、血を補い、髪に関係の深い肝と腎を養います。龍眼肉は、血を補い、滋養強壮効果に優れ、貧血、疲労、夏バテなどによいとされます。松の実も血を補い、体を潤す食材で、皮膚や髪に潤いを与えます。爪が割れやすい、顔色が悪い、便秘などの症状にも効果的です。

代表的な漢方薬は四物湯《しもつとう》。これは血虚に対する基本的な方剤で、多くの漢方薬のもとになっている処方です。

　配合生薬は、地黄《じおう》、芍薬《しゃくやく》、川芎《せんきゅう》、当帰《とうき》の4種類で、君薬は地黄。地黄はゴマノハグサ科ジオウ属植物の根茎で、補血、強壮、止血、滋潤などに効果があります。

　その他、十全大補湯《じゅうぜんたいほとう》、参茸補血《さんじょうほけつ》丸《がん》、婦宝当帰膠《ふほうとうきこう》なども、艶がなく、パサパサした髪や細毛に効果的です。

　また、頭皮がベタベタするタイプの方には、体に溜まった湿気や熱を取り除き、頭皮の環境を整える黄連解毒湯《おうれんげどくとう》、防風通聖散《ぼうふうつうしょうさん》、清《せい》上防風湯《じょうぼうふうとう》などが適しています。腎の衰弱（下半身の老化）が原因の

頻尿の原因は過活動膀胱

気の逆流を修正する食材

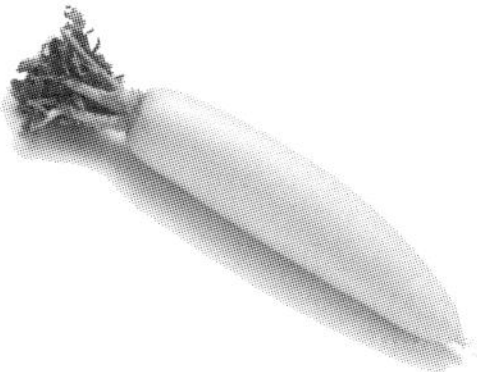

ダイコン

消化酵素は熱に弱いので大根おろしで食べるのがベスト。葉にはカロテン、ビタミンC、カルシウム、食物繊維が豊富。

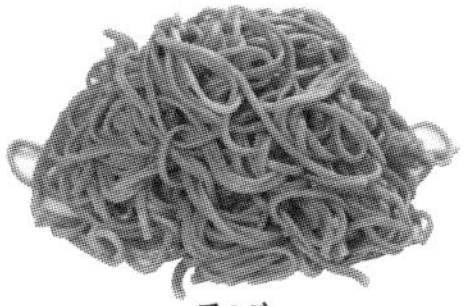

そば

ルチンが豊富に含まれているので、血管を強化し脳出血、高血圧の予防に効果。そば湯も飲むとルチンを摂取できる。

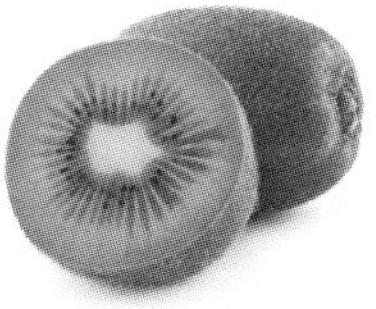

キウイフルーツ

ビタミンC、食物繊維、カリウム、葉酸、ビタミンE、ポリフェノールなど。疲労回復、アンチエイジングなどに。

気の逆流を修正する食材

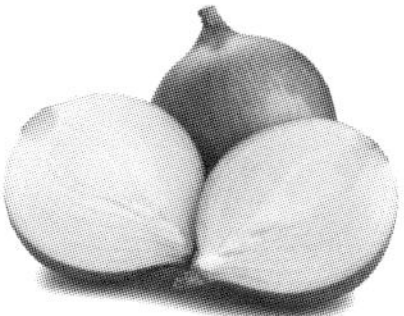

タマネギ

硫化アリルは疲労回復、ビタミンB_1の吸収を助け抗菌作用もあるが、水にさらすことで溶けてしまうので要注意。

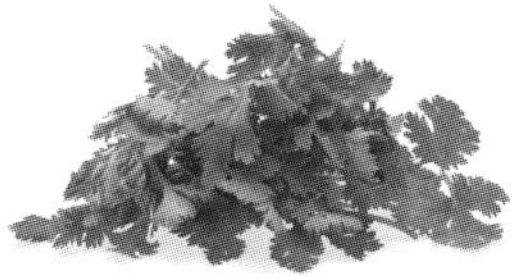

香味野菜

ビタミンB_2、ビタミンA、ビタミンC、カリウム、鉄などの栄養素が豊富。疲労回復、老化防止、免疫力アップに効果。

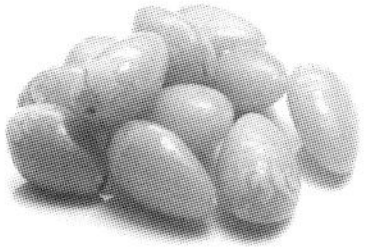

ギンナン

脂質、糖質、たんぱく質、ビタミンA・B群、ビタミンC、鉄分、カリウムなどが豊富。高血圧やむくみ改善に効果。

抜け毛や白髪には、肝腎の働きを高める八味地黄丸《はちみじおうがん》や補中益気湯《ほちゅうえっきとう》がいいでしょう。

トイレが近い

「尿が近い、尿の回数が多い」という症状を頻尿といいます。目安としては、1日の排尿回数が8回以上のことをいいますが、1日の排尿回数は人によってさまざまですから、自身で「トイレが近い」と感じる場合には頻尿と捉えることができるでしょう。

原因はいろいろですが、過活動膀胱（膀胱に尿が十分溜まっていないのに収縮して尿意をもよおす）、残尿、多尿、尿路感染・炎症、腫瘍、心因性に分けることができます。ちなみに、男性に多いのは前立腺肥大症によるものですが、加齢による老化現象として起こったり、原因不明（明らかな基礎疾患がない）のことも少なくありません。

「不意に強烈な尿意に襲われる」、「緊張すると尿意を感じる」といった頻尿は、不安や緊張などの心理的な原因が多いとされています。また、東洋医学では、このタイプは気逆（気の流れが逆になる）が原因と考えられています。

　こうした心因性の頻尿では、精神状態を安定させることが大切です。そこでお勧めなのが、気の逆流を修正する食材。代表的なものとしては、ダイコン、そば、小麦、キウイフルーツ、タマネギ、香味野菜などが挙げられます。また、気の流れを整え、ストレスを緩和するミントをお茶で飲むのも効果があります。ミントの品種の1つであるハッカ（薄荷）は、生薬としても用いられています。

　一方、老化などによる尿トラブルには、ヤマイモやギンナン、クルミなどを積極的に摂るといいでしょう。これらはいずれも腎機能を高める作用のある食材で、頻尿や老化防止に効果的。

　また、筋肉の収縮を促すマグネシウムを豊富に含み、尿道括約筋など排尿の際に働く筋肉を強くすることがわかっています。

　なかでもギンナンは血行を促進して頻尿を改善することから特効薬といわれ、古来より生薬として利用されてきました。

　尿トラブルと同時に体の冷えを感じる場合は、腎機能を高め、体を温める食材を摂りましょう。シナモン、ニラ、エビ、クルミ、ショウガなどがお勧めです。

　頻尿改善の漢方薬の1つに清心《せいしん》蓮子飲《れんしいん》があります。これは気と水を補う力を中心とした処方で、君薬の蓮子（蓮肉ともいう）はハスの種子を乾燥させたもので、膀胱周りの筋肉を弛緩させて、膀胱を広げ、尿をしっかり溜められるようにすることで、頻尿を改善します。また、構成生薬の甘草《かんぞう》や茯苓《ぶくりょう》などが精神的な緊張を抑え、黄芩《おうごん》や地骨皮《じこっぴ》などが膀胱や尿道などの炎症を鎮めます。

この他、腎機能が低下していて、昼間にむくみやすいというタイプには八味地黄丸《はちみじおうがん》を。むくみが酷い場合には、牛車腎気丸《ごしゃじんきがん》を使います。

同じような腎機能の低下による頻尿でも、尿の色が濃く、量が少ない場合は六味地黄丸《ろくみじおうがん》がいいでしょう。

一方、昼間は頻尿なのに、夜は一度もトイレに起きないという方もいます。これはストレスや緊張が続いて肝の気の流れが滞った状態で、残尿感、便秘と下痢を繰り返すなどの症状を伴う場合もあります。この場合は、肝気の流れをスムーズにする四逆散《しぎゃくさん》を用います。

6 いざというときの漢方

かぜ

カゼは、ウイルスが体内に入り込んだときに、疲労や睡眠不足、栄養不足、寒さなどによる、体力の低下が重なると発病します。

また、東洋医学では、カゼを「風邪《ふうじゃ》」と捉え、体をおかす原因と考えます。体のバリア機能が低下すると、「風の邪」は簡単にそのバリアを通過して、体内に侵入します。すると、さまざまな症状を引き起こしますが、その代表がカゼです。

手当の基本は栄養を摂ることと、休養することです。胃腸が弱っていることが多いので、消化がよくて食べやすいものを工夫することも大事です。

日本では昔から、カゼのひき始めには葛湯や卵酒が重宝されてきましたが、これはとても理にかなっ

風邪の初期は栄養を摂ること

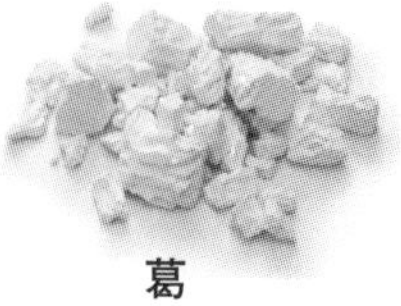

葛

葛は広範囲に効果がある万能薬。血液浄化、血圧安定、血行促進、免疫システム増強、冷えとりなど。

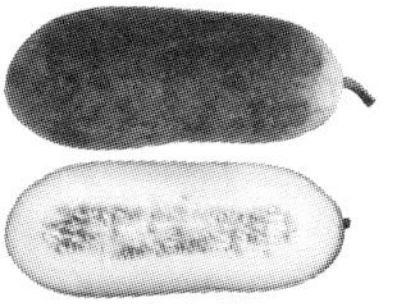

トウガン

カリウム、ビタミンC、食物繊維などが豊富。免疫力を高め感染症予防、抗酸化、抗ストレスに効果。

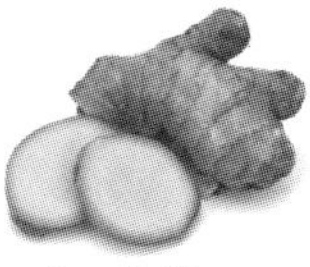

ショウガ

熱を加えて出る成分のショウガオールは体を温める。活性酸素除去など多数。皮を剥かないで使用。

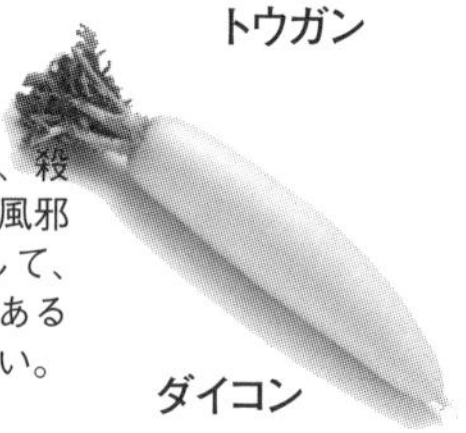

ダイコン

白血球の活性化、殺菌作用がある。風邪の民間療法として、ハチミツ大根があるので試してみたい。

ています。栄養豊富な卵は、食べると汗を出して熱を下げ、白身には咳を鎮める作用もあります。日本酒と合わせることで体を芯から温め、カゼを撃退してくれます。

　また葛湯はクズ粉に砂糖を混ぜ、熱湯を注いだ食べ物ですが、クズの根にはカリウムやビタミンK、イソフラボンの一種が含まれていて、体を温める、発汗させるといった働きがあるほか、カゼの初期症状の頭痛、肩や首筋のこりを和らげる働きもあります。ちなみに漢方薬の葛根湯の主成分も葛です。

　トウガンも、ポリフェノールやビタミンC、カリウムなどを豊富に含んでおり、内側から体を温めます。さらに、熱を加えると出てくるとろみには、消化器や粘膜を保護する働きがあります。スープやお粥などで取り入れるといいでしょう。

　喉の症状や、咳、痰には、ダイコン、ショウガ、ミカンなどが有効です。ダイコンは、消化促進や胃を強くする作用がよく知られていますが、咳止めや、痰を出しやすくする働きがあります。

　ショウガは、辛み成分に殺菌作用があり、喉の痛みや咳、痰には、ショウガ汁にハチミツを入れて温めたハチミツショウガ湯がお勧め。

　ミカンは、皮を乾燥させて細かく刻んだものを陳皮《ちんぴ》といって、煎じて飲むと、咳や痰を鎮めたり、発汗を促す働きがあります。また、

鼻づまりにはハーブティーがいい

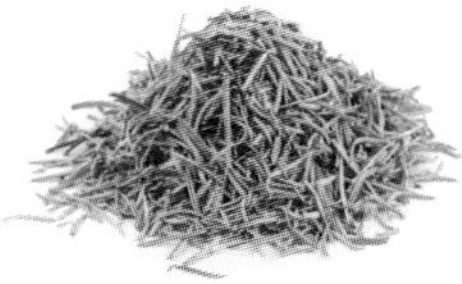

ローズマリー

風邪をひいたときの痰や鼻水を溶解する粘液溶解作用がある。そのほかに、抗酸化作用、血液循環促進、身心の疲労回復などがある。

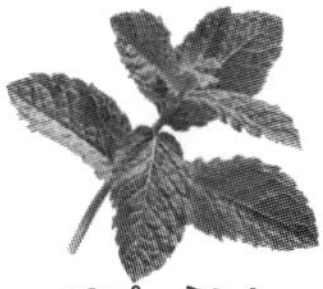

ペパーミント

ペパーミントの香りを嗅ぐだけで鼻の炎症を抑えることができる。また、ポリフェノールが炎症を改善させる働きがあるという。

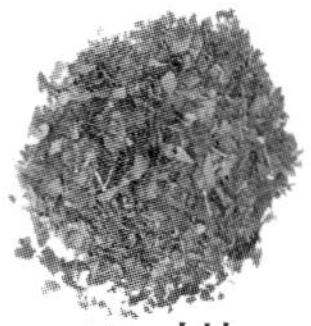

ユーカリ

強力な殺菌、抗菌作用がある。鼻の粘膜の炎症を抑え痰がきれやすくなる。鎮静作用やリフレッシュ効果もあるので花粉症に最適。

生のまま果肉を食べたり、ジュースにして飲むと、水分やビタミンCの補給、食欲増進に役立ちます。

その他、梅醤番茶（115ページ参照）や梅干しの黒焼きには解熱効果が。胃腸が弱ったときにはニラが効果的です。

漢方薬は、カゼの引き始めには葛根湯《かっこんとう》がいいでしょう。君薬の葛根はマメ科のクズの根を乾燥させたもので、前出のように、頭痛や肩こりなどのカゼ症状や、筋肉の緊張、口の渇きなどに用いられます。

冷えやすく、体が弱い方の、カゼの進行期や節々の痛みには、麻黄《まおう》附子細辛湯《ぶしさいしんとう》が適しています。君薬の麻黄は、マオウ科のマオウなどの地上茎を乾燥したもので、発汗、鎮咳、利水などの効果があります。

なお、マオウには、ドーピング検査の規制物質であるエフェドリンという成分が含まれていますから、注意が必要です。

カゼの引き始めから喉が腫れて痛む、いわゆる「喉カゼ」には銀《ぎん》翹散《ぎょうさん》がいいでしょう。他にも、口が渇く、喉が渇く、咳が出るといった症状の改善にも有効です。

鼻づまり

鼻づまりは、鼻孔を通る空気の流れが悪くなることによって、鼻呼吸が困難になった状態です。原因は、カゼなどのウイルス感染、細菌感染、鼻アレルギーの慢性化、鼻粘膜や副鼻腔粘膜の炎症、副鼻腔や鼻中隔など鼻腔の形の異常、精神的ストレス、緊張、気候の変化などさまざまですが、慢性化すると頭痛や頭重感、眼の奥の痛み、喉の不快感、頬や鼻の周囲の不快感などの症状も現れてきます。

また、鼻がつまっていると、どうしても口呼吸になるので、喉が乾燥して咽頭炎などを起こしやすくなります。さらには集中力を欠きやすいため、仕事や勉強に支障をきたしてしまいます。

鼻づまり対策にまずお勧めしたいのが、ローズマリー、ペパーミント、ユーカリといったハーブです。ローズマリーには鼻水をサラサラにする粘液溶解作用があり、鼻通りをよくする効果があります。ハーブティーとして飲むのもいいですが、マグカップなどにお湯をいれ、精油をたらしてゆっくり鼻で呼吸をしてみてください。とても楽になります（ただし妊娠中や授乳中は避けてください）。

ペパーミントやユーカリも、その清涼感のある独特の香りが鼻づまりを和らげます。また、喉の痛みや腫れにも有効です。

食材でお勧めなのは、ネギ、ショウガ、シソなど。

ネギの白い部分のネバネバ成分は、鼻の炎症を抑えて空気の通りをよくし、鼻づまりを改善する効果があります。白い部分を細かく刻んで茶碗にいれ、熱湯を注いだものに味噌を少量加えて飲む（1日2〜3回）といいでしょう。

ショウガは、体内に異物が入ったときに反応して生じる炎症物質を抑える効果が。シソは、ルテリオンやロスマリン酸という成分を含み、これらには炎症を起こしにくくする効果があります。

その他、オオバコ、ハトムギ、ドクダミなどのお茶も、鼻づまりに効きます。

漢方薬は、比較的体力がある方で、「鼻づまりが酷く、呼吸がしにくい」、「鼻づまりで眠れない」、「くしゃみや鼻水は治まっても、鼻づまりは治らない」などの悩みを抱えている方には、葛根湯加川芎辛《かっこんとうかせんきゅうしん》

良質のタンパク質を積極的に摂る

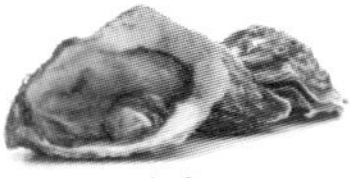
カキ

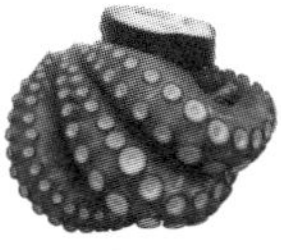
タコ

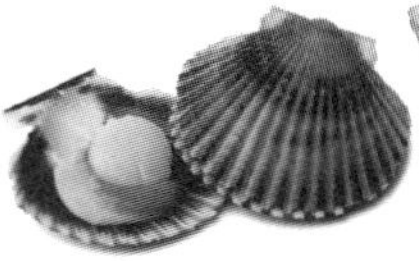
ホタテ

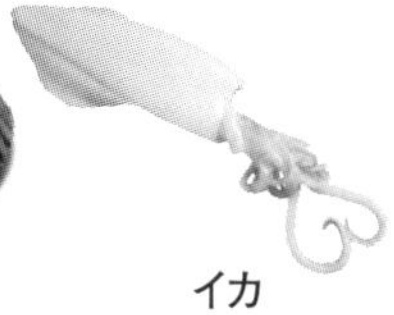
イカ

タウリンが豊富に含まれる魚介類。コレステロールや中性脂肪の減少、肝臓の解毒力アップ、インスリン分泌不足を予防。

こむら返りに効果的なお茶
ビタミン、ミネラルが豊富に含まれている

クコ茶　ブラックマテ茶　スギナ茶　桑の葉茶　ルイボスティー

夷《い》が適しています。君薬はクズの根を乾燥させた葛根。体を温める葛根湯をベースにした処方で、川《せん》芎《きゅう》、辛《しん》夷《い》という鼻通りをよくする生薬が配合されています。

他には、あまり体力がなく、うすい水のような痰を伴う咳や鼻水が出る場合は、小青竜湯《しょうせいりゅうとう》。体力が中等度以上の方で、副鼻腔炎（蓄膿症）、慢性鼻炎、慢性扁桃炎には、炎症を鎮め、膿を排出する荊芥連《けいがいれん》翹《ぎ》湯《とう》や辛夷清肺湯《しんいせいはいとう》が適しています。

筋肉痛やこむら返り

筋肉痛は、主に激しい運動による筋肉の損傷、あるいは長い時間同じ姿勢をとっていたことによる、筋肉の緊張や炎症などで起こる痛みです。また、夏のエアコンの使用や寒中などに、腕や足を長時間冷やすことによって、筋肉痛を起こすことがあります。

そして、そんな筋肉痛が突然襲ってくるのが、こむら返り。就寝中に足がつって、驚いて目が覚める。このような経験は多くの方がお持ちだと思います。

私たちは、体を動かすために筋肉を意識的に伸び縮みさせます。ところが、それとは関係なく筋肉が緊張状態となって収縮することがあります。そして、そのとき急に足を伸ばすと、こむら返りが起こることになるのです。

ちなみに、こむら返りと同じよ

うな症状は、指、首、肩、太ももなど、体のどこでも起こります。

こむら返りの原因でまず挙げられるのは、ミネラルバランスが悪くなることで生じる、筋肉のミネラル不足です。激しい運動をしたときや、夏の寝苦しい夜など、大量に汗をかくとミネラルが失われ、こむら返りが起きやすくなります。

また、運動不足や加齢による筋力の低下、運動のしすぎなどによる筋肉の疲労、あるいは冷えなど、さまざまな要因で血流が悪くなると、こむら返りが起こります。

ほとんどの場合、数分間でおさまりますが、ときに病気が潜んでいる場合もありますから、あまりにも頻繁にこむら返りが起きるのでしたら、医師に診てもらいましょう。

筋肉の線維が壊れているときに起こる筋肉痛には、筋肉の構成要素で最も重要なタンパク質を積極的に摂ることです。例えば、牛乳、チーズ、ヨーグルトなどの乳製品、豆乳、納豆、豆腐などの大豆製品、牛肉、鶏肉、豚肉などの肉類がそれです。

また、筋肉の緊張からくる筋肉痛やこむら返りには、タウリンを多く含むカキ、タコ、イカ、ホタテなどの魚介類、ビタミンB_1が多い豚肉、レバー、穀類の胚芽、大豆などがお勧め。これらは漢方でも「血を補い、血流をよくして体を温める」食材です。

お茶では、クコ茶、ブラックマテ茶、スギナ茶、ルイボスティー、桑の葉茶などがお勧め。これらのお茶には各種ビタミン、ミネラルがたっぷり含まれていて、とくにこむら返りに効果的です。

こむら返りの漢方薬といえば、何といっても芍薬甘草湯《しゃくやくかんぞうとう》です。漢方薬は即効性がないイメージが強いと思いますが、この芍薬甘草湯は、急激に起こる足のつりに即、効果を発揮します。

君薬は、ボタン科シャクヤクの根を乾燥した芍薬と、マメ科カンゾウ属植物の根や根茎を乾燥した甘草。この組み合わせが筋肉の痙攣を抑制してくれます。足がつったときにすぐに服用すればピタッ

神経痛に効果があるのはハトムギ

ハトムギ

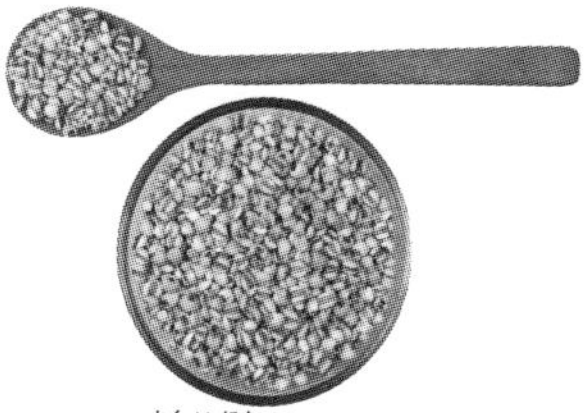

漢方薬の薏苡仁《よくいにん》がハトムギ。筋肉のこわばり神経痛に有効。昔からイボ取りや肌のブツブツなど肌トラブルに使用されていた。

全粒ハトムギ

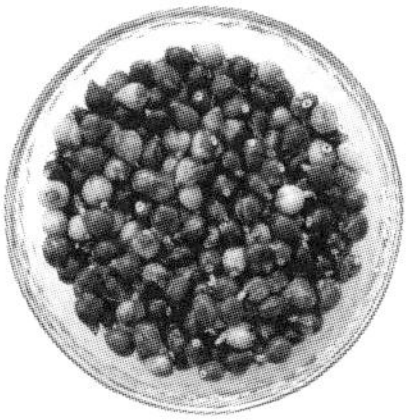

体内に停滞する老廃物はあらゆる病気の原因になる。全粒ハトムギは体内の老廃物を排出し全身の代謝を高めてくれる。

と治まりますから、足がつりやすい方は常備しておくといいでしょう。また、「前兆」があることが多い症状ですから、「前兆」を感じたら早めに服用してください。体力にかかわらず用いることができます。

この他、急性痛から慢性痛まで、痛みのあるときに幅広く使われるものに疎経活血湯《そけいかっけつとう》があります。これは一般に、体力が中等度の方で、筋肉痛の他、関節痛、神経痛などに用いられ、とくに下半身の痛みに効果があります。

神経痛・関節痛

神経痛は、文字通り神経に沿って痛みが生じる症状で、よく知られているのが坐骨《ざこつ》神経痛、肋間《ろっかん》神経痛、三叉《さんさ》神経痛の3つです。

坐骨神経痛はお尻から太もも、ふくらはぎにかけて後面に痛みが走るもので、ほとんどは椎間板ヘルニアが原因です。

肋間神経痛は、左右12対の肋骨に沿って激しい痛みが起こります。原因は、体の歪《ゆが》みや椎間板ヘルニア、骨折など。骨粗鬆症や何らかの内臓疾患で痛みが生じることもあります。

三叉神経痛は、俗に顔面神経痛といわれるように、顔から前頭部、あごにかけて激痛が走ります。顔面の感覚を脳に伝える三叉神経が、周囲の血管に圧迫、刺激されて痛みが起こると考えられますが、原因が不明なこともあり、疲れやストレスによる自律神経の乱れが関与しているともいわれています。

　一方、炎症や外傷などによって、関節部に痛みが生じるのが関節痛です。

　原因はさまざまで、その代表的なものが変形性関節症と関節リウマチ。また、過度の運動による障害や肥満による過剰な関節への負担、老化による四十肩・五十肩や通風などがあります。

　神経痛は、安静と痛みをとる治療が基本。体を温めるのも効果があります。

　お勧めの食材としては、まずハトムギが挙げられます。ハトムギは筋肉のこわばりや神経痛に有効であるばかりでなく、優れた利尿作用があります。神経痛患者さんの多くは、いつも汗をかいている、むくみ気味など、水分代謝の低下が特徴とされており、その改善にも役に立ちます。

　殻つきのままでハトムギ茶にするか、殻を取り除いた実——生薬の薏苡仁《よくいにん》を煎じて飲むといいでしょう。

　ヘチマも神経痛や頭痛、腹痛、リウマチなど、痛みに対する幅広い薬効があります。とくに神経痛には、ヘチマの煮汁を飲むと効果的です。ヘチマ水を患部につけても痛みが和らぎます。

　関節痛には、まずヤマイモ、サトイモ、納豆、ナメコ、オクラなどの「ネバネバ食品」がお勧め。これらに多く含まれているコンドロイチンは関節軟骨の約３分の１を占め、潤滑油の働きをしています。

　また、軟骨の主成分の１つ、グルコサミンが豊富なウナギ、干しエビ、キノコ類や、血行を良くして体を温めるショウガ、ヨモギ、トウガラシなどもお勧め。他に、オメガ３脂肪酸やタンパク質を多く含む食材も積極的に摂るといいでしょう。

　漢方薬は、寒さや冷房で痛みが強くなる、手足が冷えやすい、温めると楽になるといったタイプの方には、桂枝《けいし》加《か》苓朮《りょうじゅつ》附湯《ぶとう》が適し

自律神経を調整する食品を摂る

ビタミンB群を含む食材が神経を安定させる

- 全粒穀物
- 青背の魚
- レバー
- 大豆製品
- 豚肉
- キノコ類

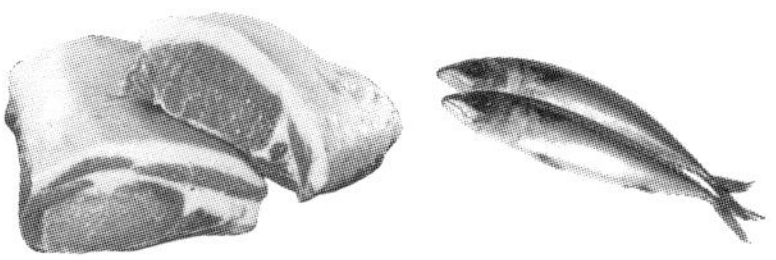

ストレス解消にはハーブティーが効果的

- セントジョーンズワート
- ラベンダー
- ジャスミン
- ジャーマンカモミール

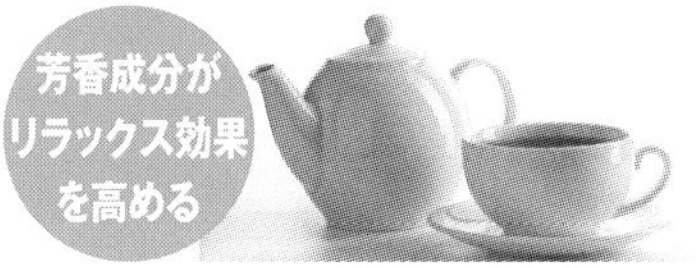

ています。停滞しているものを動かす効果がある桂枝《けいし》が君薬で、処方は水分代謝をよくして、体を温め、痛みを鎮めることを目的としています。

また、胃腸が弱く、冷え性のタイプには五積散《ごしゃくさん》が適しています。

寒暖に関わらず痛み、とくに雨の日や天気が悪くなると痛みが増す、あるいは膝に水が溜まりやすいという方には疎経活血湯《そけいかっけつとう》。むくみやしびれがあり、重だるい痛みが滞っているようなら薏苡仁湯《よくいにんとう》がいいでしょう。

7 心を楽にする漢方

ストレス・リラクゼーション

ストレスとは、外部からのさまざまな刺激（ストレッサー）によって、自分の体や心に負荷がかかり、この心や体に生じた反応をストレス反応といいます。

ストレッサーによって引き起こされるストレス反応は、心理面、身体面、行動面に分けられ、心理面では、気分の落ち込み、イライラ、不安、抑うつなどがあり、身体面では、頭痛、肩こり、腰痛、目の疲れ、動悸や息切れ、胃痛、食欲低下、便秘や下痢、不眠などが。また、行動面でのストレス反応には、飲酒量や喫煙量の増加、仕事でのミスや事故の増加などがあります。

ストレスと食事には密接な関係があります。ストレスに強くなるためには、神経の安定に大きく作用するビタミンB群、消費された副腎皮質ホルモン（ストレスがかかると出るホルモン）の生成を促すタンパク質とビタミンC、神経の興奮を抑えるカルシウムとマグネシウム、自律神経を調整するために必要なビタミンEなどを豊富に含む食材を積極的に摂りましょう。

ビタミンB群を含む食材は、玄米や小麦全粒粉などの全粒穀物、レバー、牛乳、卵、豚肉、青背の魚、大豆、キノコ類など。レバーや卵、豚肉、大豆には、良質なタンパク質も含まれています。また、牛乳や大豆製品、干しエビ、小松菜などにはカルシウムが、アーモンド、シラス干し、豆味噌、アサリ、海藻類などはマグネシウムが豊富。ビタミンCは果物類に多く含まれています。

また、リラックス効果をもたらす食材としてお勧めなのがクルミ。クルミは豊富なオメガ3脂肪酸でうつ病のリスクを軽減します。さらにトリプトファンという成分（必須アミノ酸）を含み、体内で「幸せホルモン」と呼ばれるセロトニンに代謝します。毎日一摑みのクルミを食べることで、気分が安定してきます。刻んでサラダに振りかけたり、おひたしと和《あ》えたり、食べ方を工夫して楽しみましょう。

もう1つ、ストレス解消に利用したいのが、ハーブティーのリラックス効果です。多くのハーブには共通して鎮静効果があり、溜まったストレスや疲れをリセットできます。さらに、ハーブの芳香成分が自律神経を整え、精神を安定させます。なかでも和のハーブの代表格のシソや、セントジョーンズワート、ラベンダー、ジャーマン

不眠に効果がある、ハスの実、ユリ根

自然な眠りを誘い不眠を改善する

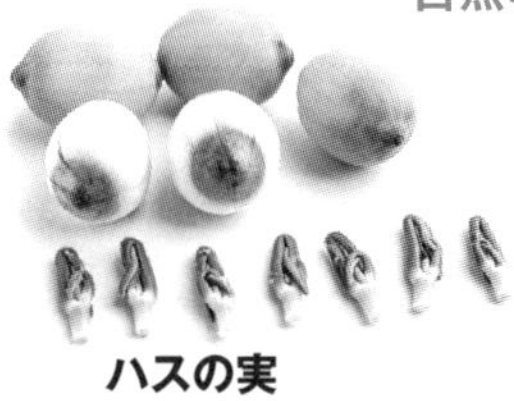
ハスの実

ハスの実は神経の鎮静効果、動悸の改善、高血圧にも効果がある。
昔からユリ根は鎮静作用があるので、不眠、イライラ、不安などに効果があるとして使用されている。

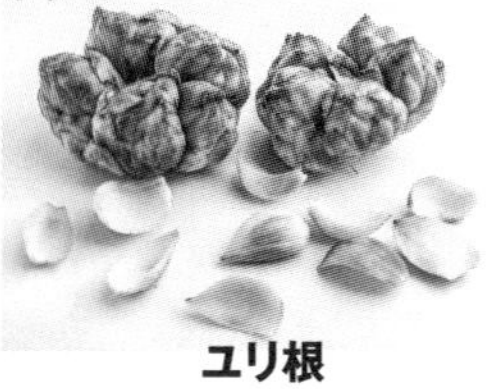
ユリ根

トリプトファンが豊富で寝付きをよくする

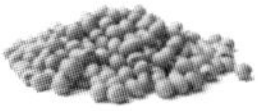
大豆

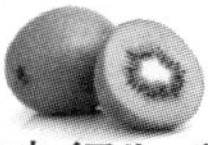
キウイフルーツ

チコリ

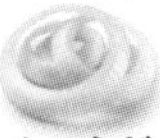
タマネギ

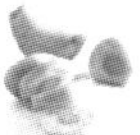
ニンニク

カモミール、レモンバーム、ジャスミンなどは、高いリラックス効果が得られるハーブです。

ストレスに対処する目的で、よく処方される漢方薬に香蘇散《こうそさん》があります。虚弱や胃腸の弱い人に向く薬で、高齢者や妊娠中の女性にも使用できます。君薬は、シソ科シソの葉を乾燥させた蘇葉《そよう》と、カヤツルグサ科ハマスゲの塊茎を乾燥させた香附子《こうぶし》。いずれも鎮静、鎮痛効果がある生薬です。香蘇散は、古くからカゼの初期に用いられてきた漢方薬ですが、神経衰弱などにも適応され、服用すると気持ちが晴れることが確認されています。

また、些細《ささい》なことが気になって落ち着かないというような場合は、心を落ち着かせる桂枝《けいし》加竜骨牡蛎《かりゅうこつぼれい》湯《とう》。眠りが浅く、寝てもなかなか疲れがとれない、食欲がないなどの症状がある場合には、加味帰脾《かみきひ》湯《とう》がいいでしょう。

不眠

「夜、なかなか寝つけない」、「寝てもすぐに目が覚めてしまって、熟睡できない」。誰しも、こんな経験はお持ちだと思います。

そんな不眠の主な要因は、心理的な過度のストレス、生活リズムの乱れ、環境の変化、カフェインなどの刺激物の摂取、加齢、心身

の疾患などで、多くの場合、複数が重なって起こるとされています。

　不眠の状態が長く続くと、十分な休息がとれないだけでなく、意欲の低下や集中力の低下、抑うつ、頭重、めまい、食欲不振など、さまざまな症状が現れ、ＱＯＬ（生活の質）が低下します。

　こうなると、もうりっぱな不眠症です。ちなみに、①1か月以上夜間の不眠が続く、②日中に精神や身体の不調を自覚して生活の質が低下する。この2つの症状があると不眠症と診断されます。

　お勧めの食材は、ハスの実やユリ根。これらは常備しておきたい薬膳食材です。

　ハスの実は、食用として乾燥したものが販売されていたり、蓮子《れんし》や蓮肉《れんにく》という生薬として漢方薬にも使われています。心の働きを整え、精神不安を解消する作用があるため、気持ちの高ぶりによる不眠によい効果をもたらします。

　ユリ根も中国では古くから、薬用として重宝されてきた食材です。

　精神安定や不眠に効く成分が含まれ、自然な眠りを誘います。

　また、気鬱によいとされているセロリ。セロリの独特の香りや苦みにも精神を安定させて、不眠を改善する効果があります。

　気の巡りをよくするシュンギクは、眠れない方や、寝ていても夢ばかり見て熟睡できない方にお勧めです。同様に安眠作用のある菊花とサラダにして一緒に食べると、より効果的です。

　他にも、大豆、キウイ、チコリ、タマネギ、生のニンニクなどがお勧め。大豆には、脳神経を鎮めるセロトニンをつくるのに欠かせない栄養素、トリプトファンが豊富に含まれ、寝つきをよくしてくれます。

　また、キウイは抗酸化物質とセロトニンが豊富。チコリ、タマネギ、生のニンニクには、腸内の善玉菌のエサとなるプレバイオティクスという成分（食物繊維）が含まれていて、そのプレバイオティクスが睡眠を改善することが、最近の研究で明らかになっています。

　漢方薬は、体力が低下していて、

心も体も疲労しているような方には酸棗仁湯《さんそうにんとう》が適しています。この薬は、神経症、自律神経失調症による不眠の治療などにも使われ、とくに夜、目が冴えて眠れない、夢を多く見る、熟睡感がないといった症状がある場合に用います。

君薬の酸棗仁はクロウメモドキ科のサネブトナツメの種子を乾燥させたもので、気を鎮める作用があり、心の働きの不調からくる症状に用いられる生薬です。

その他、不眠治療に用いられる漢方薬としては、例えば、体力が中等度で、のぼせ気味、落ち着かない傾向の方には、黄連解毒湯《おうれんげどくとう》が、体力が中等度以下で、心身が疲れ、血色が悪い方には、帰脾湯《きひとう》が適しています。

また、体力中等度以下で、のぼせ感があり、肩がこり、疲れやすく、精神不安などがある方の不眠症には加味逍遙散《かみしょうようさん》が適しており、加えて更年期障害にも効果があります。

不安感

不安は、誰でも感じる感情の一種です。精神医学的には、「対象のない恐れの感情」と定義され、「ドキドキする」（動悸）、「胸がしめつけられる」、「息が苦しい」、「冷や汗が出る」、「喉が渇く」、「眠れない」……など、さまざまな身体症状が現れます。

しかし、何か心配事や気がかりなことがあったり、目上の人や初対面の人に会うとき、試験や試合の前などにこのような症状を感じるのは当たり前の反応で、別に病気ではありません。でも、その不安が過度になって、日常生活に影響が出ていたら、それは不安障害かもしれません。

一方、東洋医学では、心のバランスをコントロールしているのは、身体の基本となる気血水の気であると考えます。そして、気は同時に体を動かしコントロールする役割もあります。ですから、気が安定していれば、心も安定し、体も安定します。反対に気が乱れれば、心も体も乱れて不安定な状態になってしまうのです。こうした状態から生じるものの1つが、不安感です。

不安感を和らげるためには、玄米、オレンジ、ミカンなどの柑橘類、アンズ、セロリ、セリ、ピーマン、シュンギク、ゴマなどの食材を積極的に取り入れましょう。これらは、肝の働きをよくして、気を巡らせ、精神を安定させます。セロリやセリは肝の行き過ぎた働きを落ち着かせます。

また、レモンのような爽やかな香りで、不安感を和らげ、心を明るくする作用があるレモンバームや、不安定な心を落ち着かせて、活力をもたらす効果があるジャスミン、不安やストレスがあるときに、穏やかに神経に働きかけて、リラックスさせてくれるホップなどのハーブティーもお勧めです。

漢方薬では、あまり体力がなく、心身が疲れていて、血色が悪いようなタイプには、加味帰脾湯《かみきひとう》が適しています。

加味帰脾湯は、消化器の働きを助けながら、不足している血を補い不眠を改善するほか、気持ちを落ち着かせることで、不安感を取り除きます。

配合されている生薬は14種類で、君薬は人参《にんじん》と竜眼肉《りゅうがんにく》。

人参はウコギ科チョウセンニンジンの根を乾燥したもので、強壮強精、消化促進、下痢止め、精神安定、血糖降下など、幅広い効能があります。また竜眼肉は、ムクロジ科リュウガンの果肉を乾燥したもので、補血と心を安らかに落ち着かせ、不安を和らげる効能があります。

他に、体力が中等度以上で、血圧が高く、便秘などがある場合は紫胡加竜骨牡蛎湯《さいこかりゅうこつぼれいとう》、のぼせ気味で、血圧が高いような場合は、三黄瀉心湯《さんおうしゃしんとう》が向いています。

イライラ・過緊張

イライラしたり、怒りっぽくなるのは、一般に物事が自分の思い通りにいっていないときです。そ

不安感を和らげる柑橘類

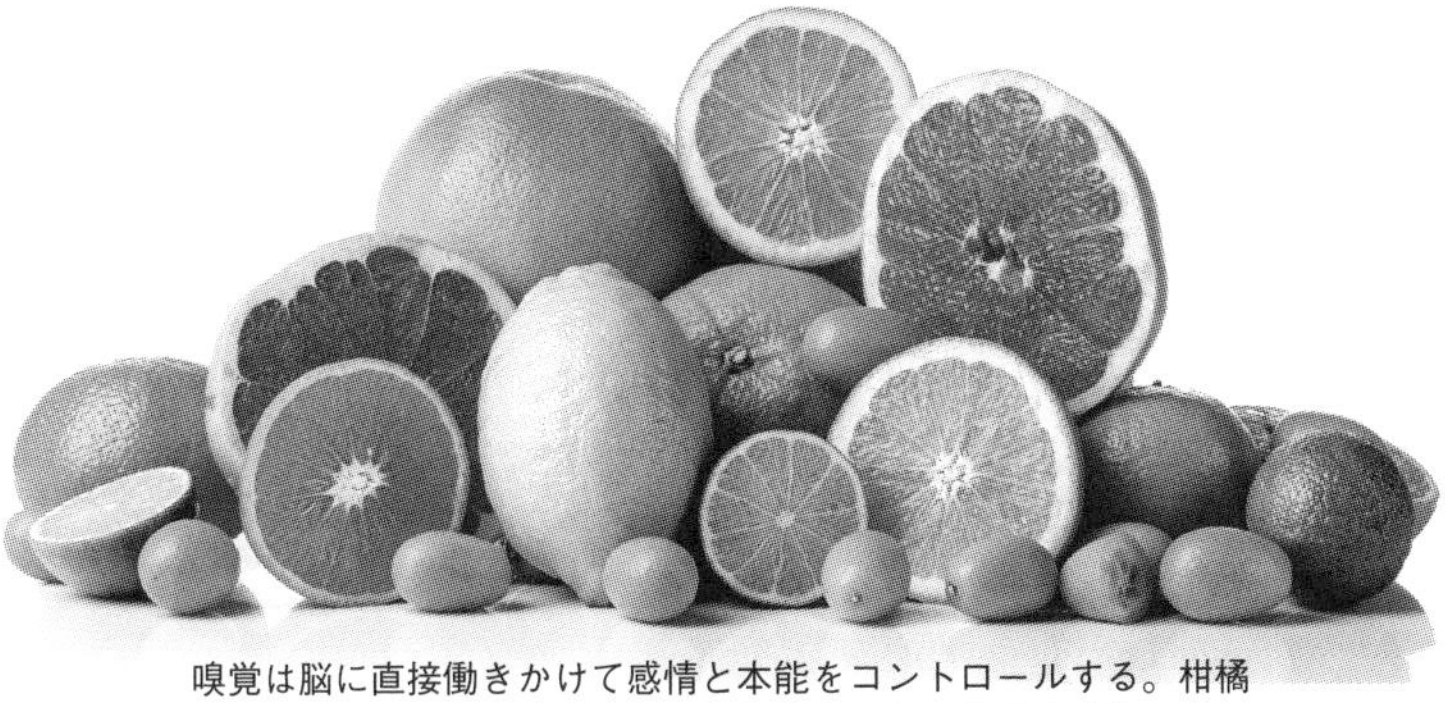

嗅覚は脳に直接働きかけて感情と本能をコントロールする。柑橘系のいいにおいを嗅ぐと爽やかな気持ちになったりするということは、香りの違いによってもその時の気分をコントロールできる。

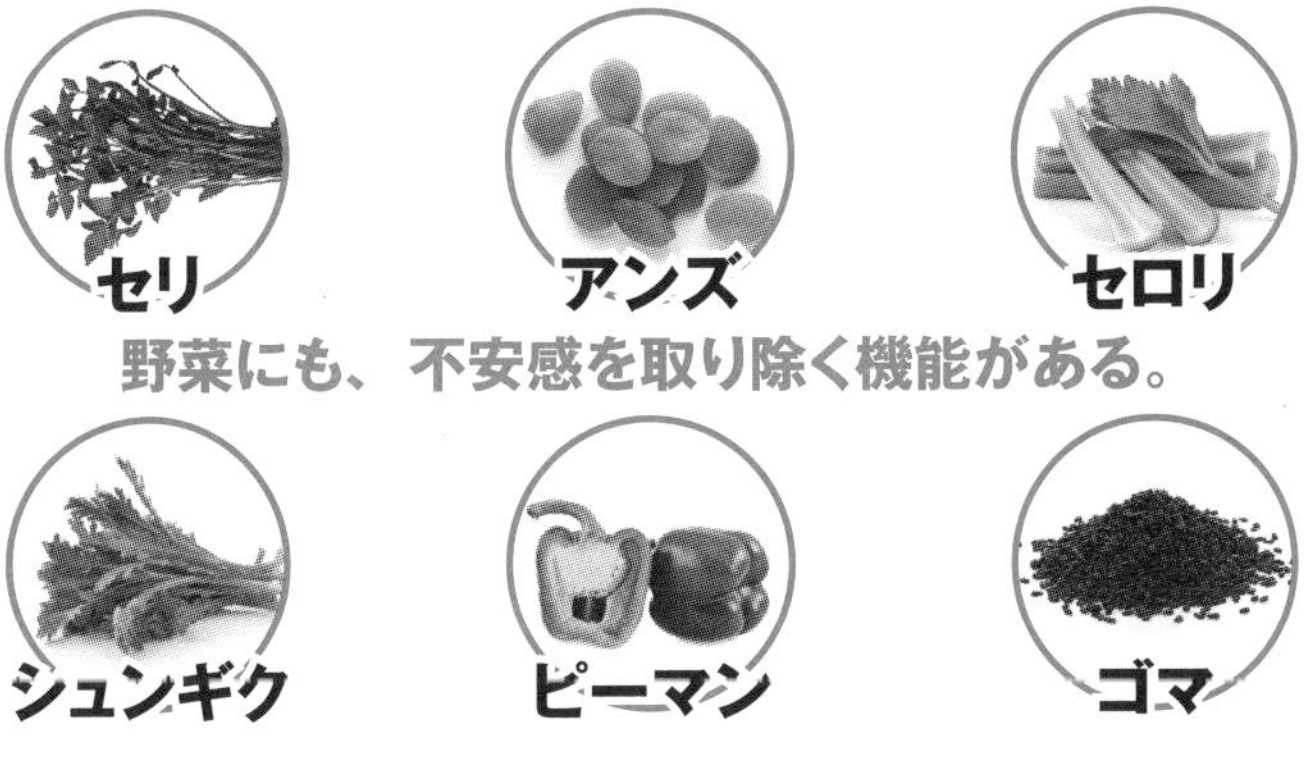

して、ほとんどの場合、人がイライラするのは、何らかのストレスがあって、しかもそれがなかなか解消しない、あるいは自分がそのようなストレスを抱えなければならないことに納得できないといったことが原因です。また、ホルモンバランスの乱れが原因のことも。さらに、その両者が合わさったイライラもあります。日常茶飯事で、誰にでもあることですが、程度が酷すぎると、日常生活に支障をきたすことになってしまいます。

　一方、過緊張は文字通り過度の緊張です。大勢の人の前で話すときや、初対面の人と会うときなどは、誰でもストレスを感じて緊張するもので、それ自体はごく自然

セロリはイライラ解消の特効薬

ビワ

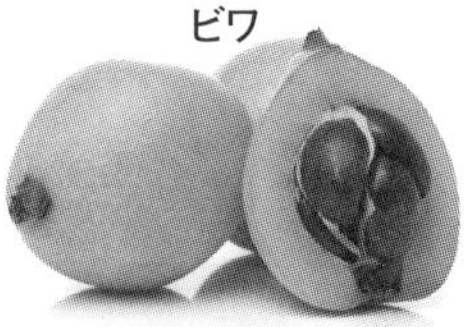

ビワの葉はお茶でも有名だが、実はイライラを鎮める。種は毒性がある。

セロリ

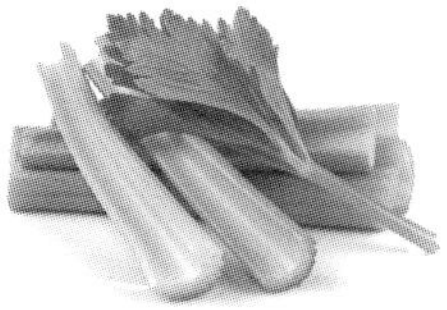

アピイン、セネリンなどの香りの成分がイライラを解消してくれる。

コマツナ

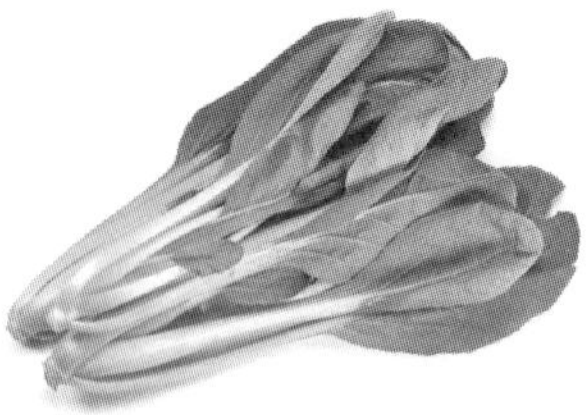

カルシウム含有量はホウレンソウの５倍。イライラ解消には最適の野菜。

黒キクラゲ

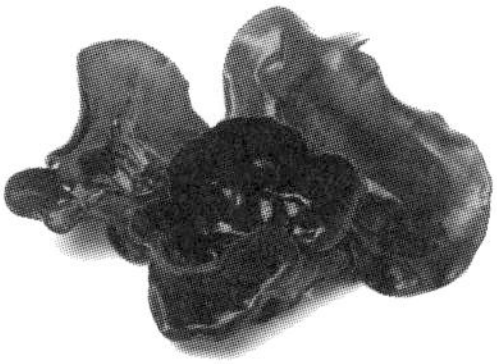

カルシウム、カリウム、マグネシウムが豊富なので美肌にも効果がある。

陳皮

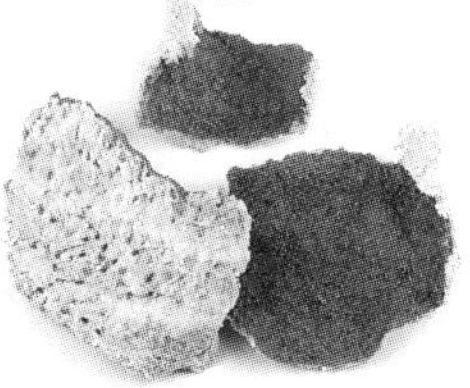

香り成分のリモネンはリラックス効果や胃の働きをよくする効果がある。

なことです。しかし、緊張する状況が日常的に繰り返されたり、緊張の度合いそのものが強かったりすると、やはり、さまざまな不調が現れてきます。

このイライラや過緊張は、実は両方とも、自律神経のバランスが崩れて、交感神経が優位な状態が必要以上に長く続くことで生じる症状なのです。

また、東洋医学では、肝が高ぶると怒りやイライラが現れ、過緊張は肝の機能が失調したり弱ったりして、体の機能調節がスムーズに働かなくなって起こると考えられます。

イライラの解消には、セロリ、

ビワ、コマツナなどがお勧めです。

セロリは、肝の余分な熱をとり、肝の働きをよくすることで、イライラや情緒不安定、のぼせなどに効果的。ビワは、優れた薬効を持つ葉の部分を枇杷葉《びわよう》といい、生薬として用いられていますが、果実はイライラやのぼせなど、気が上がって起こる症状を和らげます。

コマツナにも体の中の余分な熱をとり、気持ちを鎮める作用があります。豊富に含まれているカルシウムには、神経の興奮性を適切に保つ働きもあり、ストレスによるイライラ緩和に最適です。

緊張を和らげるには、黒キクラゲ、ミカンの皮を乾燥させた陳皮《ちんぴ》などがいいでしょう。


黒キクラゲは、血を増やし、血行をよくし、肝を補う食材。カルシウムもたっぷり含まれていて、心の緊張をほぐしてくれます。

陳皮は、気の巡りをよくして緊張を解きほぐします。また、リモネンという爽やかな香り成分が含まれており、これが体内に入ると脳内にα波が現れ、リラックス効果が得られるとされています。

キクラゲも陳皮も、薬膳ではよく使われる食材です。


漢方薬は、体力が中等度、やや消化器が弱い方向きで、神経が高ぶってイライラしているときには、抑肝散《よくかんさん》加《か》陳皮《ちんぴ》半夏《はんげ》を用います。

君薬の釣藤鈎《ちょうとうこう》は、アカネ科のカギカズラのとげなどを乾燥したもので、肝の高ぶりを鎮めるなどの効能があります。

体力が中等度以上で、感情の起伏が激しい方や、高血圧に伴う動悸、不安、不眠、便秘などの症状がある場合には、柴胡《さいこ》加《か》竜骨《りゅうこつ》牡蛎《ぼれい》湯《とう》を用います。

柴胡加竜骨牡蛎湯は、過緊張にも効果がある漢方薬で、例えば、少し緊張するような場面になるとドキドキして、腸が動いて便意をもよおすなど、神経過敏な状態にも有効です。

Part 5

奥の手

「幹細胞」を活かす治療法

1 臓器再生・若返り治療法のモデルケース

幹細胞で若返る

近年、再生医療（治療）に耳目が集まっています。ご承知のように、再生医療は、ケガや病気などによって失ってしまった機能を、人の体の「再生する力」を利用して、元どおりに戻すことを目指す医療のこと。別な表現をするなら、細胞を積極的に利用して、その機能の再生をはかる医療ということができます。

そして、その主役となる細胞が「幹細胞」です。幹細胞についてはPart2でお話ししましたが、この幹細胞を生かす環境を整えることで、臓器を修復したり、若返らせたりすることができるのです。

組織幹細胞機能の老化を食い止める

さて、「人生100年時代」といわれる昨今、一説によると人間は、最善の環境が整い、自己管理をきちんと行っていれば120歳まで生きられるそうです。

とはいえ、どんな人でも老化は免れません。ただ、そのスピードには個人差があり、いつまでも若々しく元気な人がいる一方で、年齢よりも老けて見える人や、病気がちな人もいます。

老化とは、生物学的には時間の経過と共に生物の個体に起こる変化であり、一般には生理機能の衰退を意味します。

ではこのとき、細胞レベルでは、どんなことが起こっているのでしょうか。

まず、最初の引き金となるのは、組織幹細胞のミトコンドリアの異常・老化です。

ミトコンドリアは、私たちの体を構成するすべての細胞に存在し、必要なエネルギーの源（ATP）

ミトコンドリアの構造

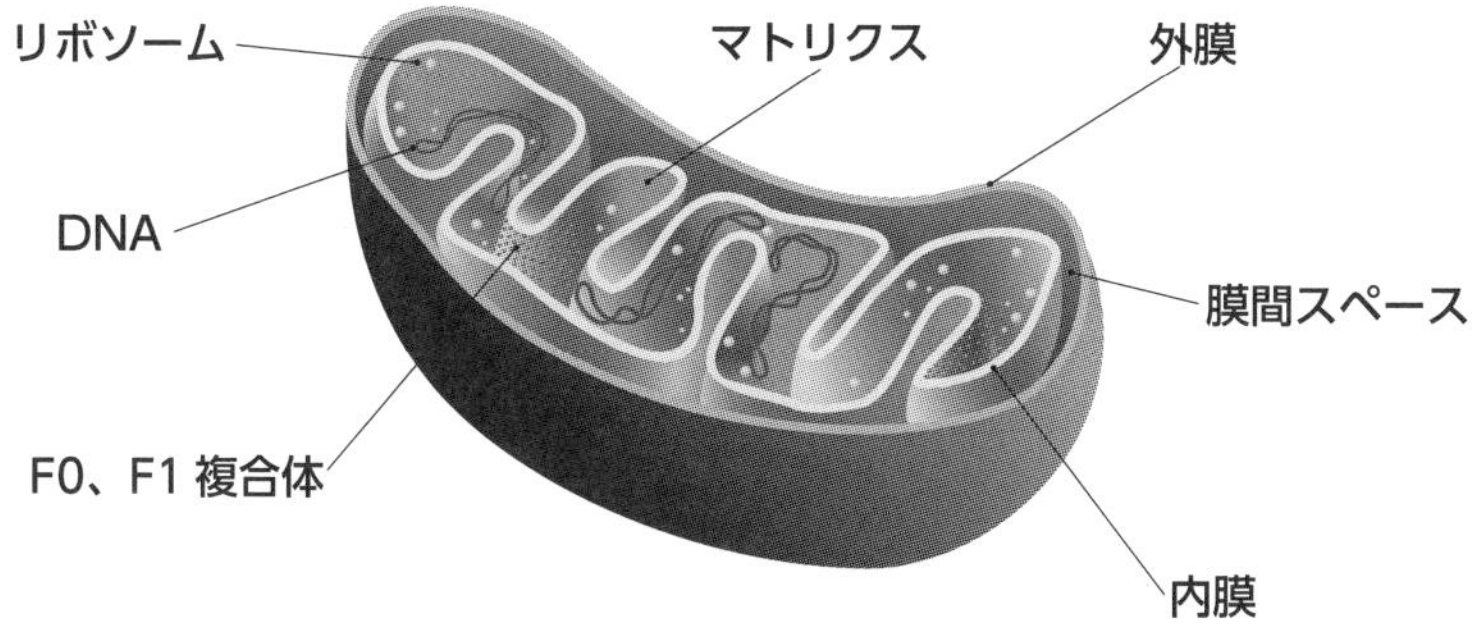

をつくっていますが、それだけでなく細胞損傷のセンサーとしても働くなど、細胞の営みにおいて司令塔のような役割を担っています。

ですから、組織幹細胞のミトコンドリアの機能が低下すると、当然、組織幹細胞も老化（障害）を引き起こし、それによって体細胞も老化を引き起こすことになります。つまり、老化した幹細胞は、その自己複製能力の低下、子孫細胞の機能低下を招くわけです。

組織や臓器の多くは、組織幹細胞を頂点とする幹細胞システムによる絶え間ない組織再生によって、その恒常性が維持されていますが、「細胞の老化」はそれを変容させ、その結果、組織全体の老化をもたらすのです。

細胞老化を食い止める ミトコンドリアの補充

再生治療は、こうした細胞の老化改善に極めて有効です。

具体的には、組織幹細胞の老化に対しては、核酸の供給や幹細胞培養上清液（Ｐａｒｔ2参照）の投与、また細胞老化に対しては、老化細胞の除去が考えられます。

老化細胞（細胞老化を起こした細胞）は、以前は単に増殖能を失った細胞であると捉えられていましたが、近年、炎症性サイトカインなどさまざまな生理活性物質が分泌され、周辺の正常細胞の機能に影響を与え得ることが明らかになっています。そのため、老化細胞が蓄積すると、臓器や組織の機能低下を引き起こし、加齢性疾患の誘因となっていると考えられているのです。

このメカニズムは、マウスを用いた実験でも明らかとなっていて、老化細胞が蓄積したマウスから老化細胞を除去すると、臓器や組織の機能が改善することが認められています。

ちなみに現在は、老化細胞を細胞死させて組織から取り除く薬剤(senolytic)の開発が進んでおり、その効果が複数のグループから報告されています。

さて、組織幹細胞の老化、細胞老化、組織全体の老化、これらすべてに対して有効なのが、細胞を元気にするミトコンドリアの補充です。新しいミトコンドリアを補充するには、患者さんの血液を採取し、血液中の細胞を培養して増殖させ、それを体内に戻すという方法をとります。

② 傷ついた部位からSOS信号を発信

傷害部位を再生させる

それでは実際にどのようにして、病巣が修復されるのでしょうか。ここでは中枢神経をモデルにお話を進めていきたいと思います。

中枢神経は、最も修復しにくい臓器であり、いったん損傷すると再生力が弱いため、回復が難しいとされていましたが、近年わずかですが自然に再生することがわかってきました。種々の疾患で脳や脊髄が傷害を受けると、運動機能障害や感覚麻痺など、さまざまな神経機能障害があらわれますが、時間が経つにつれてその症状がわずかに自然回復するのは、そのためです。

例えば、脳梗塞で脳のある部分が障害されると、病巣では血液脳関門（血液から脳組織への物質の

血液脳関門は脳の関所

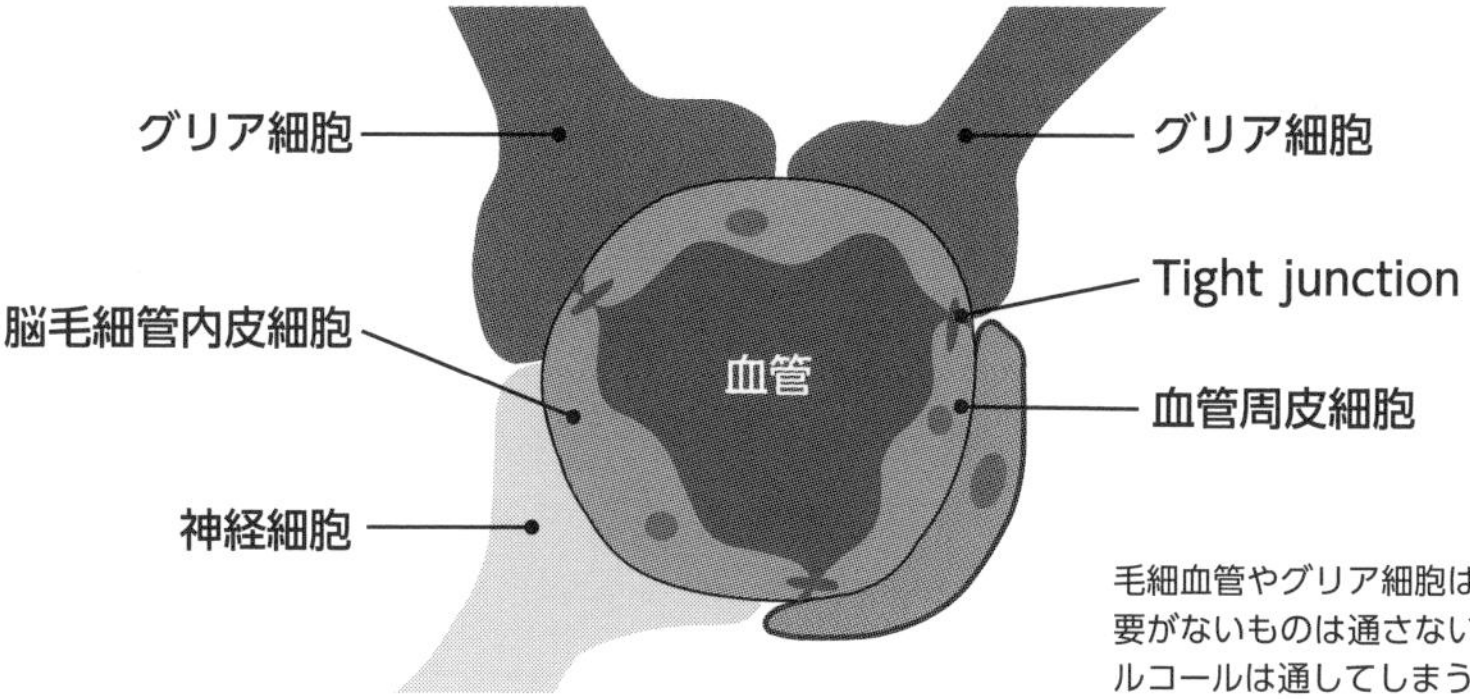

毛細血管やグリア細胞は脳に必要がないものは通さないが、アルコールは通してしまう。

移行を制限する仕組み）が破綻し、血液が脳内へ入り込んできます。そして、この血液中の細胞や物質が直接作用して、障害部位を再生します。このシステムは脳のみならず、すべての障害・老化部位に応用できるものです。

●●● 神経回路を修復する

もう少し、詳しく説明しましょう。傷害により傷ついた部位からはSOS信号が出ます。するとそこに血液が集まってきます。この血液の中には、血管内皮をつくる細胞（血管内皮細胞）や免疫細胞といった重要な細胞が取り込まれています。

脳や脊髄の疾患に罹患すると、病巣では活発な免疫応答と、それと同時に発展する血管新生が観察されますが、血管系細胞、特に血管内皮細胞から分泌される分子が神経回路の修復に寄与していることがわかっているのです。

●●● 免疫細胞が修復してくれる

一方、免疫細胞というと、抗がん、抗ウイルスといった作用を真っ先に思い浮かべるかもしれませんが、実は近年、組織を修復する作用があることもわかってきました。

なぜ、そのような作用があるのかといいますと、免疫細胞というのは、❶「障害」という情報の認識、および伝達をすることができ、❷さらに組織の発生および修復を指揮する成長因子を産生します。❸しかも移動することができますから、SOSが出ている場所に自ら駆けつけることができるわけです。

こうした特徴を備えた免疫細胞は、「修理屋さん」として、まさにプロ中のプロということができるのです。

3 組織幹細胞を活かす環境づくり

造血幹細胞と骨髄間質細胞がセットで働く

障害された、あるいは老化した組織の再生を達成するためには、主たる細胞——目的細胞（修復すべき実質細胞）に対する支持細胞の強化を行うことも重要です。

支持細胞とは、生体組織の支持構造を構成し、実質細胞を支える細胞、すなわち間質細胞のこと。例えば、線維芽細胞、脂肪細胞、免疫細胞、血管内皮細胞などが、それにあたります。

この間質細胞と実質細胞において、古くから注目されていたものに造血幹細胞（血液幹細胞）と骨髄間質細胞の関係があります。骨髄では、造血幹細胞からさまざまな系統の血液細胞がつくられていますが、その血液細胞の成熟を手助け（増殖・分化の制御）しているのが骨髄間質細胞です。

つまり、実質細胞である造血幹細胞と支持細胞である骨髄間質細胞は、セットになってはじめて正常組織を維持していくことができるのです。このセットのことを「オルガノイド形成」といいます。歌舞伎に例えていうなら、役者と黒子がセットになって、1つの舞台ができているようなものです。

支持細胞へのアプローチが重要

支持細胞＝間質細胞がしっかり

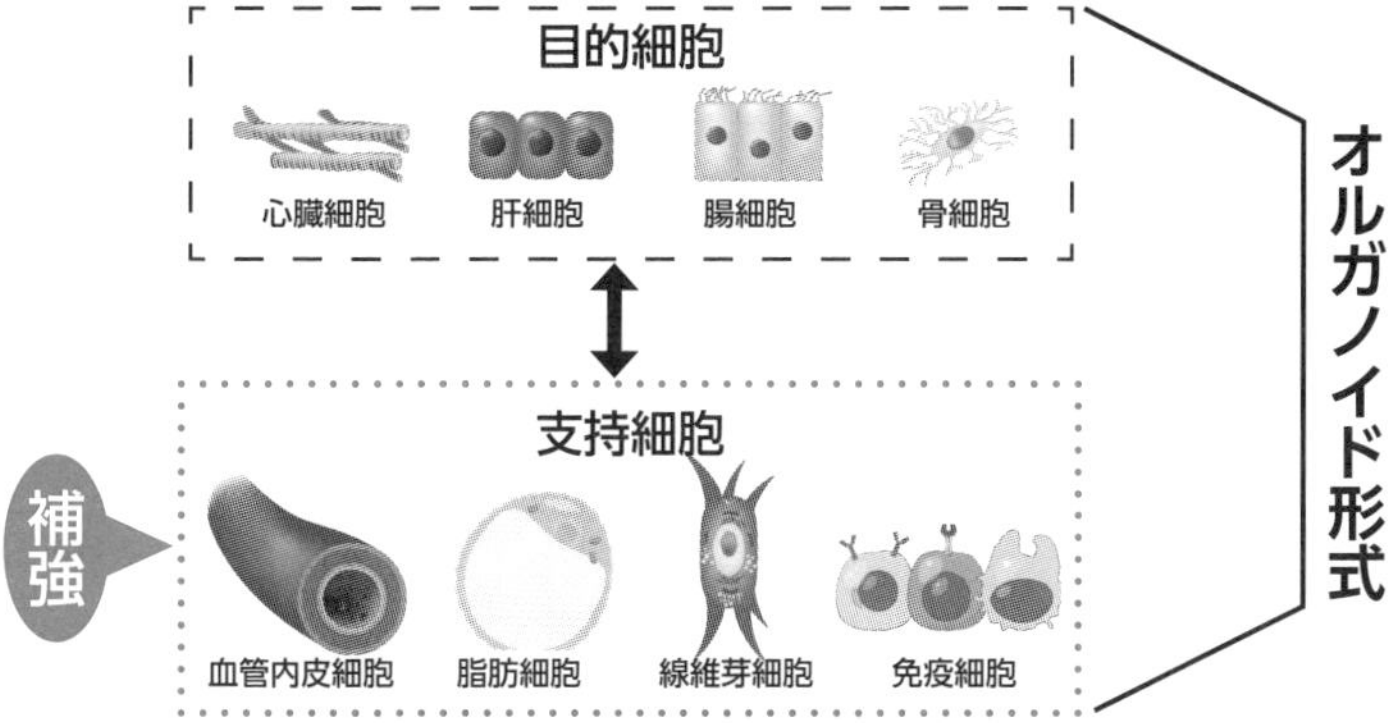

目的細胞に対して支持細胞を強化することで目的とする組織の再生を達成する。

働いてくれれば、実質細胞が損傷を受けたり、機能不全に陥ったりしても、オルガノイド形成が行われ、組織は再生されます。しかし、支持細胞の機能が低下していると、その役割を十分に果たすことができません。

特に組織幹細胞は新しい分化細胞を供給しているわけですから、しっかり働くことのできる環境をつくることが重要です。従って、支持細胞の補強がとても大事になってきます。

具体的には、例えば、幹細胞移植を行う際に、一緒に間質細胞も投与する。あるいは、幹細胞培養時に、培養液の底に間質細胞を敷いて育てて、一緒に投与することもできます。このとき主に使われるのは、増殖しやすい線維芽細胞です。

このように組織幹細胞を生かす環境、元気にする環境をつくるには、支持細胞へのアプローチが必要です。

本書Ｐａｒｔ３・４では、漢方医学（東洋医学）から見た体のしくみや病気、そして漢方の知恵などを展開していますが、これからの漢方は幹細胞をもとに考えてもいいのではないか、と私は思っています。「根本から治す」漢方医学は、まさにオルガノイド治療ということができるのではないでしょうか。

4 ミトコンドリアの衰えが病気を招く

ミトコンドリアの役割は多岐にわたる

多くの病気や老化は、ミトコンドリアの減少および機能低下が原因だといわれています。本章1で組織の老化・障害はミトコンドリアの異常・老化がスタートになっているとお話ししましたが、まさにミトコンドリアは、私たちの健康の根幹をなすものだといえるのです。

ミトコンドリアは細胞内にある小器官ですが、もともとは好気性細菌という、酸素を使ってエネルギーをつくりだすことができるバクテリアが、細胞に取り込まれ、細胞内に棲みついたものだと考えられています（細胞内共生説）。

ミトコンドリアの役割は、エネルギー代謝をはじめ、細胞のアポトーシス（自然死または細胞自滅）のコントロール、活性酸素の放出、免疫や炎症のコントロールなど、多岐にわたっています。

ですから、ミトコンドリアが活発に働いていれば、細胞も生き生きとして元気ですが、反対にミトコンドリアが衰えてしまうと細胞も弱り、全身の老化や病気を招くことになるのです。

ミトコンドリアに異常が生じて起こるミトコンドリア病はその典型です。

ミトコンドリアの治療で抗老化・傷害修復が期待できる

そこで注目されているのが抗老化・障害修復のための「ミトコンドリア治療」です。

ミトコンドリアの機能不全の要因としては、ミトコンドリアDNAの変異や欠失、ミトコンドリアダイナミクス（分裂と融合）の異常などの関与が報告されていますが、その中の1つ、ミトコンドリアダイナミクスは、ミトコ

ミトコンドリア治療と抗老化

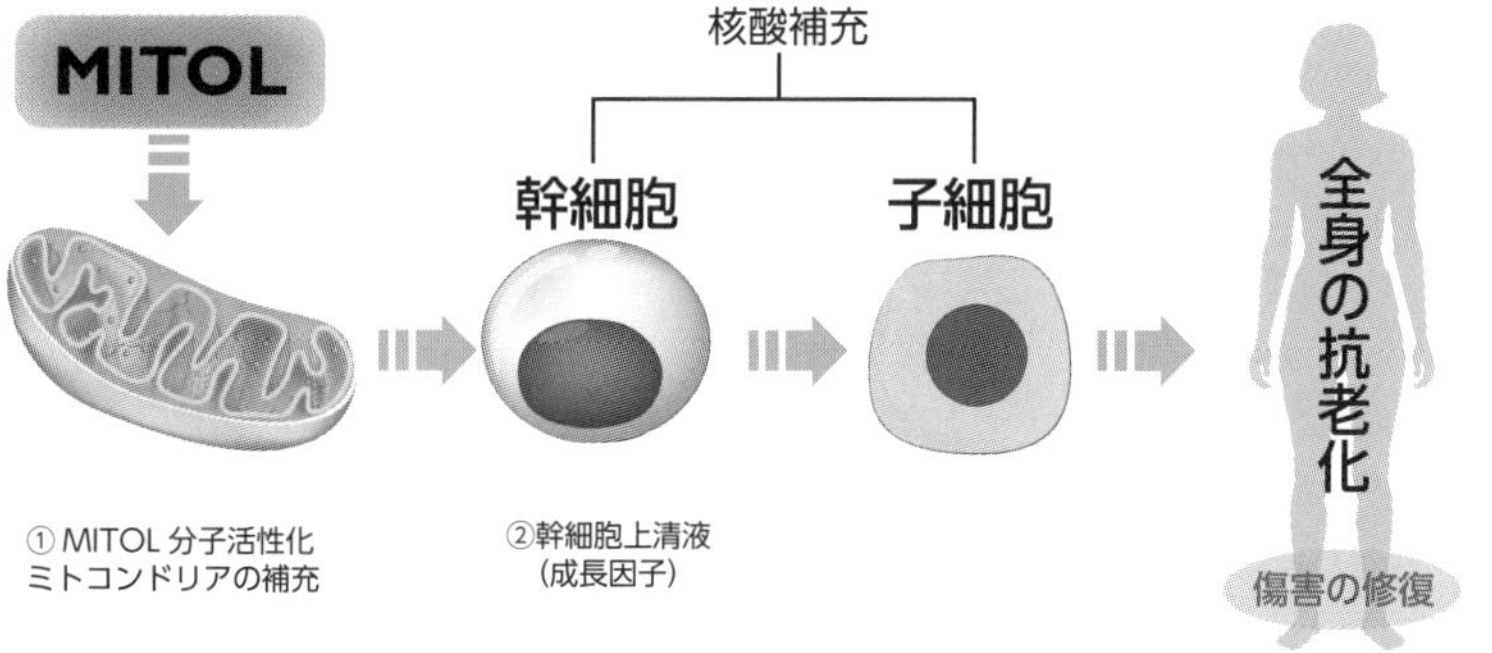

ンドリアに局在するＭＩＴＯＬ(mitochondrial ubiquitin ligase)という分子が制御していることが明らかになっています。

また、ＭＩＴＯＬはミトコンドリアの品質管理なども行っており、このＭＩＴＯＬの発現低下により、ミトコンドリアの機能が低下し、さまざまな疾患の発症に関わる可能性があり、さらに老化を進行させると報告されています。

従って、このＭＩＴＯＬ分子を活性化することで、抗老化・障害修復が期待できるのです。

新しいミトコンドリアの供給で若くて元気な細胞に再生

ＭＩＴＯＬを活性化するには、新しい元気なミトコンドリアを供給することです。

例えば、肝臓のある部位が障害されている場合、そこに幹細胞培養上清液を投与すれば再生されます。このとき障害部位では、新しい細胞が生まれてくるわけですが、その細胞は古いミトコンドリアを材料としていますから、残念ですが、それほど若々しい細胞にはならないのです。

ところが、それと同時に、新しい多数のミトコンドリアを供給すると、その新しいミトコンドリアを含んだ細胞が再生されます。つまり、非常に若くて元気な細胞ができるというわけです。

前にもお話ししましたが、新しいミトコンドリアの供給は、血液培養で行います。また、細胞の核をつくるためには核酸の供給が必要ですが、この核酸も血液培養でつくることができます。

5 組織幹細胞とミトコンドリア

傷害部位の幹細胞から若くて元気な細胞が供給される

すでにお話ししました通り、組織幹細胞は、決められた内臓や器官、組織で、寿命を迎えた細胞のかわりに新しい細胞をつくっています。つまり、組織幹細胞から目的とする若い細胞が生まれて、必要な場所に供給されるわけです（分化細胞の供給）。骨折が治るのも、髪の毛を切ってまた伸びるのも、それぞれの場所に存在する組織幹細胞の働きのおかげです。

この幹細胞から分化細胞が分化していく過程では、ミトコンドリアの活性化がみられます。このことは、幹細胞の分化能とミトコンドリアの状態には、直接的な関連があると考えられるのです。

ですから、組織幹細胞を利用して目的の組織を再生する治療では、前項のように、①核酸とミトコンドリア、②幹細胞培養上清液、こ

幹細胞はいろいろな細胞に分化する

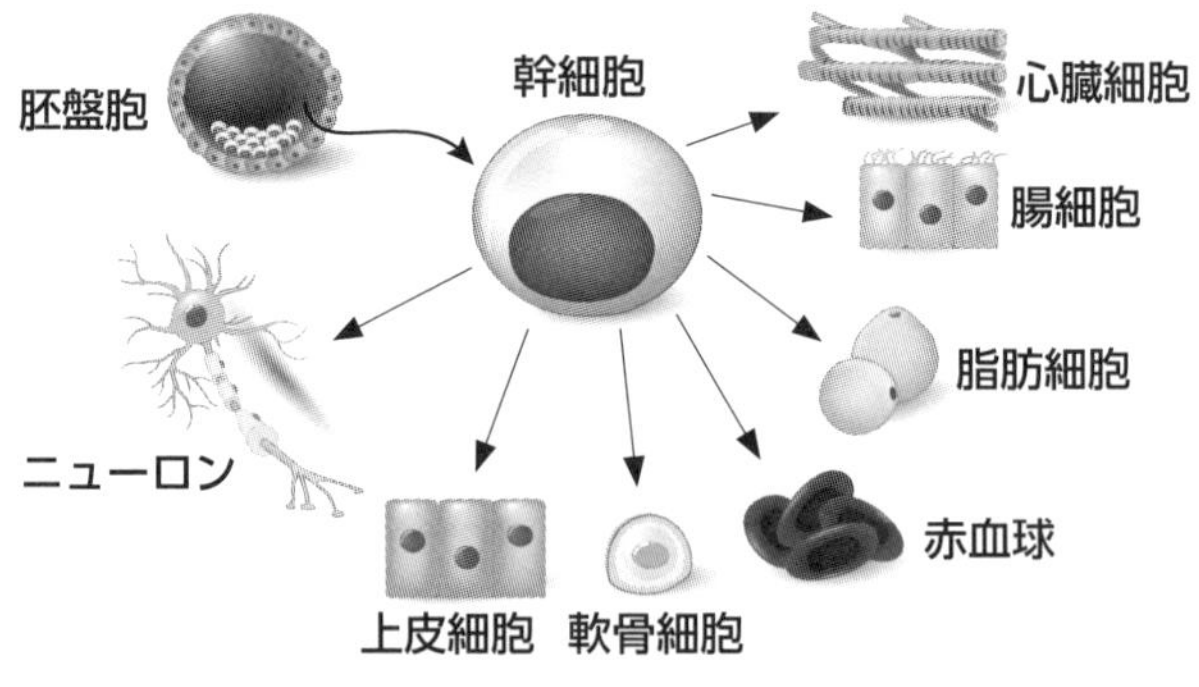

れらを投与することで、障害部位に残っている幹細胞から、さらに若くて元気な細胞がどんどん供給されることになります。

それによって、非常に効率的かつ効果的に組織再生が行われるというわけです。

6 期待されるサーチュイン遺伝子

大切なメカニカルストレス

再生治療で、組織や臓器を修復・再生した後、どのように体を維持していくかということも、大事なことです。

私たちは生命活動を営む中で、多くのメカニカルストレス（圧力、張力、振動力などの力学的な負荷・刺激）を受けています。運動しているときには骨や筋肉、腱などに対して負荷がかかっていますし、じっとしているときでも心臓には拍動という刺激が加わっています。そして、これらのメカニカルストレスは細胞によって感受され、細胞はその刺激に応じて、体のさまざまな機能を調節しています。しかし、過不足なメカニカルストレスは、体が正常な営みを保つことができません。

例えば、骨は、レジスタンストレーニング（筋肉に抵抗をかける動作を繰り返し行う運動）やメカニカルストレスに応答し、その組織量や強度を増加させますが、一方、疾患による寝たきり状態や宇宙空間など、力学的負荷が少ない環境では、骨量の減少と脆弱化を引き起こします。

従って、再生治療後の組織や臓器の恒常性維持には、適度なトレーニングやメカニカルストレスが不可欠です。

つまり、こういうことです。

適度な負荷を与えることによって、刺激を受けた部位はＳＯＳ信号を出します。するとそれを感知した組織幹細胞は、その環境変化に適応すべく、組織の修復・再構築にあたります。こうして、組織や細胞は恒常性を維持することができるのです。

これは骨に限ったことではなく、全身にいえることです。再生した部位を刺激しないと、組織はまた衰えてしまうのです。

●●●組織幹細胞は老化に向かっている

これまでお話ししてきましたように、組織幹細胞の老化は組織の老化を招き、組織の老化は全身の老化（個体老化）を招きます。

私たちの体を構成する細胞は、日々老いて死んでいき、新しい細胞へと置き換わっています。そして、この新しい細胞を供給しているのが組織幹細胞であり、組織幹細胞は分裂を繰り返して、分化細胞をそれぞれの組織に送っているわけです。

これは日々のさまざまなストレスに抗して、幹細胞システムが恒常性を保つしくみが働いているからにほかなりません。

しかし、組織幹細胞自身も老化から逃れることができず、次第に分裂能力を失い、新しい細胞を産むことができなくなります。この組織幹細胞の老化の大きな原因がミトコンドリアの異常・老化であるということ。そして、その老化・障害に対して有効なのが、核酸の補充、ミトコンドリアの補充、幹細胞培養上清液の補充ということはすでにお話ししました。

●●●抗老化を強化する

さらに、今後期待されているものとして、「α-klotho」と「サーチュイン」が挙げられます。

α-klotho というのは、血中ビタミンD、リン濃度、ホルモン分泌制御を行う重要な遺伝子（タンパク質）で、このα-klothot 欠失は、生体恒常性維持機構の撹乱により、さまざまな老化症状に似た症状をもたらします。

実験では、α-klotho タンパク質を発現できなくしたα-klotho KO

マウスは、寿命が短く、骨粗しょう症や動脈硬化、肺気腫、腎障害といった人間の老化症状に類似した多彩な症状を示しました。また、自然老化マウスにおいても、α-klotho タンパク質の発現が減少し、カルパインという、広範囲の障害発症に関与していると考えられているタンパク質が、活性化することがわかっています。

こうしたことから、α-klotho を活性化させることで、抗老化作用を強化することができると考えられるのです。

サーチュイン遺伝子が働くと細胞が若返る

一方、サーチュインは、「長寿遺伝子」、「若返り遺伝子」と呼ばれる遺伝子で、2000年に米国・マサチューセッツ工科大のレオナルド・ガランテ教授によって、酵母の中から発見されました。

サーチュインの通常の役割は、ストレス応答だと考えられており、なかでも最もよく知られているのが、食餌ストレスやカロリー制限です。すなわち、サーチュインはカロリー制限をすると活性化し、かつ増加しますが、逆にサーチュイン遺伝子の働きが抑制されると、カロリー制限をしても効果がみられなくなります。

また、サーチュイン遺伝子は、組織幹細胞の制御に重要な役割を果たしていることが明らかになっています。同遺伝子が活性化すると、細胞内のミトコンドリアが増え、それと同時に細胞内の異常なタンパク質や古くなったミトコンドリアが除去され、新しく生まれ変わるオートファジー（自食作用）というメカニズムが働きます。

つまり、たくさんのサーチュインが活発に働いていると、細胞が若返るのです。

ですから、サーチュインを刺激して活発化させることが、抗老化の新しい標的になり得ると考えられ、近年この領域の研究・開発に大きな関心が集まっています。

臓器再生・若返り治療法のモデルケース

①臓器幹細胞を修復する

老化やなんらかのダメージによって、体の損傷した部位が発するSOS信号に誘導されて、各臓器の小区域を管理している「臓器幹細胞」を中心に臓器を修復したり若返らせる治療法です。

具体的には、修復材料として必要な、核酸が豊富な血液由来の「活性化細胞群」と優れた成長因子多数含んだ「幹細胞培養上清液」を併せて点滴したり、ときには問題のある箇所に局所注射します。

核酸は新陳代謝が活発な新鮮細胞の誕生の原材料です。

また、体のなかで若い細胞をどんどん誕生させるには質の良い成長因子群が必要で、乳歯歯髄幹細胞の培養上清液を用います。

②治療対象となる目的

脳機能や精神機能の回復、肝臓機能修復、腎臓機能修復、肺機能修復、老眼、薄毛、美肌、精力回復、筋力や運動能力の回復、活力や気力の回復、美肌。

③治療の手順

まず、若い細胞と豊富で富裕な核酸を準備するために約100㎖の採血を行います。

培養器のなかで増やして活性化します。約14日間育てます。1000倍を目標に増やします。保存は1年です。戻す時は善良成長因子群である乳歯歯根幹細胞濃縮抽出液とともに点滴または局所注射します。

症状が重度な時は1～3か月ごと。中等度の時は3～6か月ごと。

治療対象は多岐におよぶ

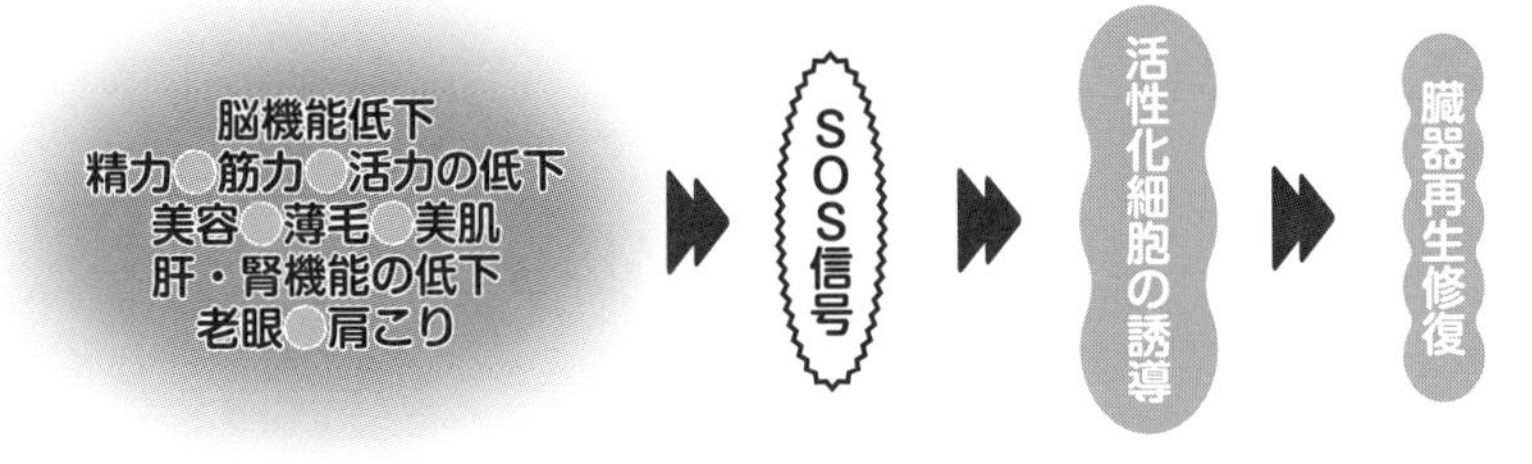

若返りの治療の手順

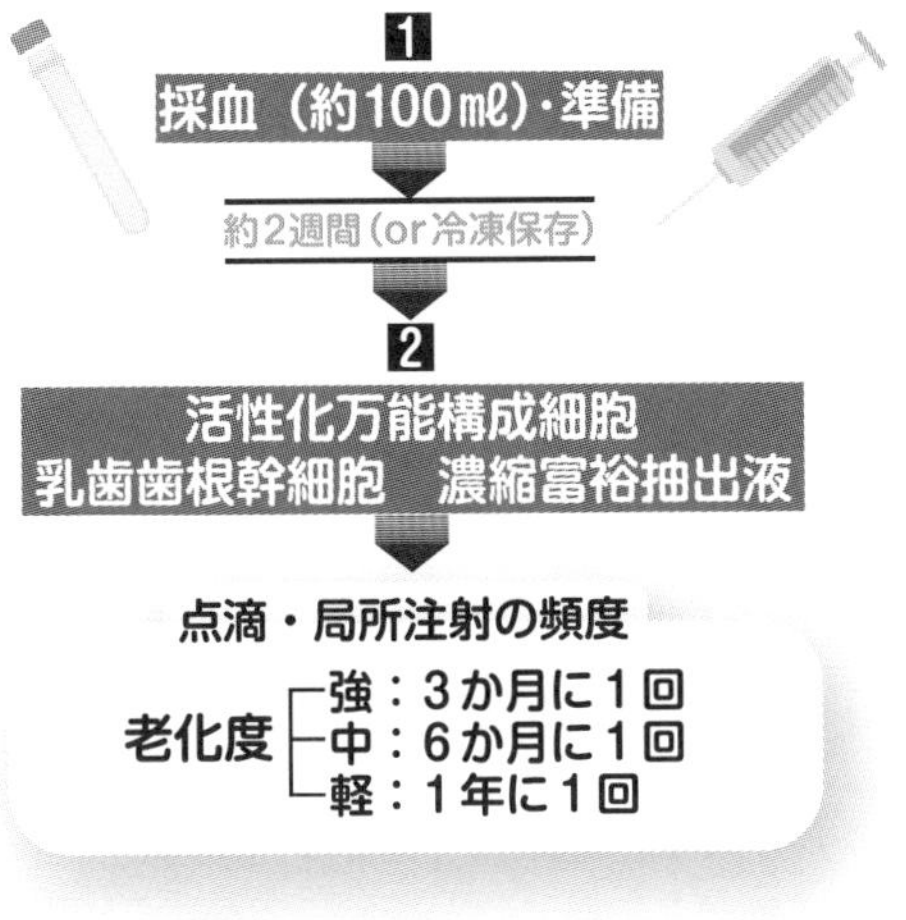

軽度の時は6～12か月ごとの治療予定です。

④評価の方法

各疾患の目的ごとに、血液検査や機能検査あるいは画像で評価します。

⑤副作用について

体が急激に回復するため、数日間の発汗や気分の高揚感・興奮などがあります。

⑥補助治療について

解毒・浄化点滴、高用量ビタミンC点滴、α-リポ酸、アルブミン点滴、アミノ酸点滴、血流改善点滴、深部活性化温熱治療などです。

あとがき

女王蜂である「幹細胞」、働き蜂である「子細胞」、王宮を支える電気とガソリン・資材と食料・上下水である「気・血・水」の関係が満たれてこその臓器再生です。時代に左右されない東洋医学的に普遍な「アノ手・コノ手・身近な手」も人それぞれの人生観や体質あるいは必要性により悩みを解決する方法は異なります。とくに「奥の手」は近未来的な治療法です。従来の画一的医学にとらわれない統合医療という点で東洋医学的全人的医療と科学的医療を「幹細胞」を共通の接点として解説あるいは新説としてしたためました。本書をもとに統合医療的に柔軟で個人差を重んじる医療が芽生えることと期待申し上げます。

星野泰三

著者紹介

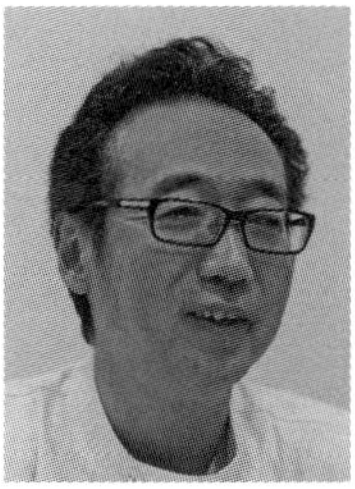

星野泰三（ほしの　たいぞう）

医学博士。1988年、東京医科大学卒業。東京医科大学大学院で腫瘍免疫を研究。

1994年、「がん化学療法による骨髄抑制の克服」で医学博士号を取得。その後、米国国立衛生研究所(NIH)血液内科でフェローシップを受け、がん遺伝子治療の研究、再生不良性貧血の原因解明に関する研究、さらに先天性再生不良性貧血の原因究明につき米国血液学会ワークショップに従事。

1996年帰国後、QOLを重視した腫瘍免疫を臨床的に探求する。2002年、細胞治療を専門とするプルミエールクリニックならびに中央研究所を設立。同クリニック院長就任。2010年、画期的な免疫療法の開発を目指した未来研究所を設立。2015年、2つの研究所をAstron Instituteとして統合し、特定細胞培養加工物製造事業者として厚生局より認定を受ける。

主な著書：「統合医療でガンを防ぐ、ガンを治す」(角川書店)、「スーパー免疫人間に生まれ変わる法」(講談社)、「免疫力をしっかり高めるコツがわかる本」(学研)、

「余命6ケ月からスタートするがん治療」「がんのプレシジョン免疫学」(東邦出版)、「新生ペプチドとがん免疫新薬の力」「成功する脳のつくりかた」「ゲノム時代のがん治療」(青月社)など多数。

星野泰三の既刊本

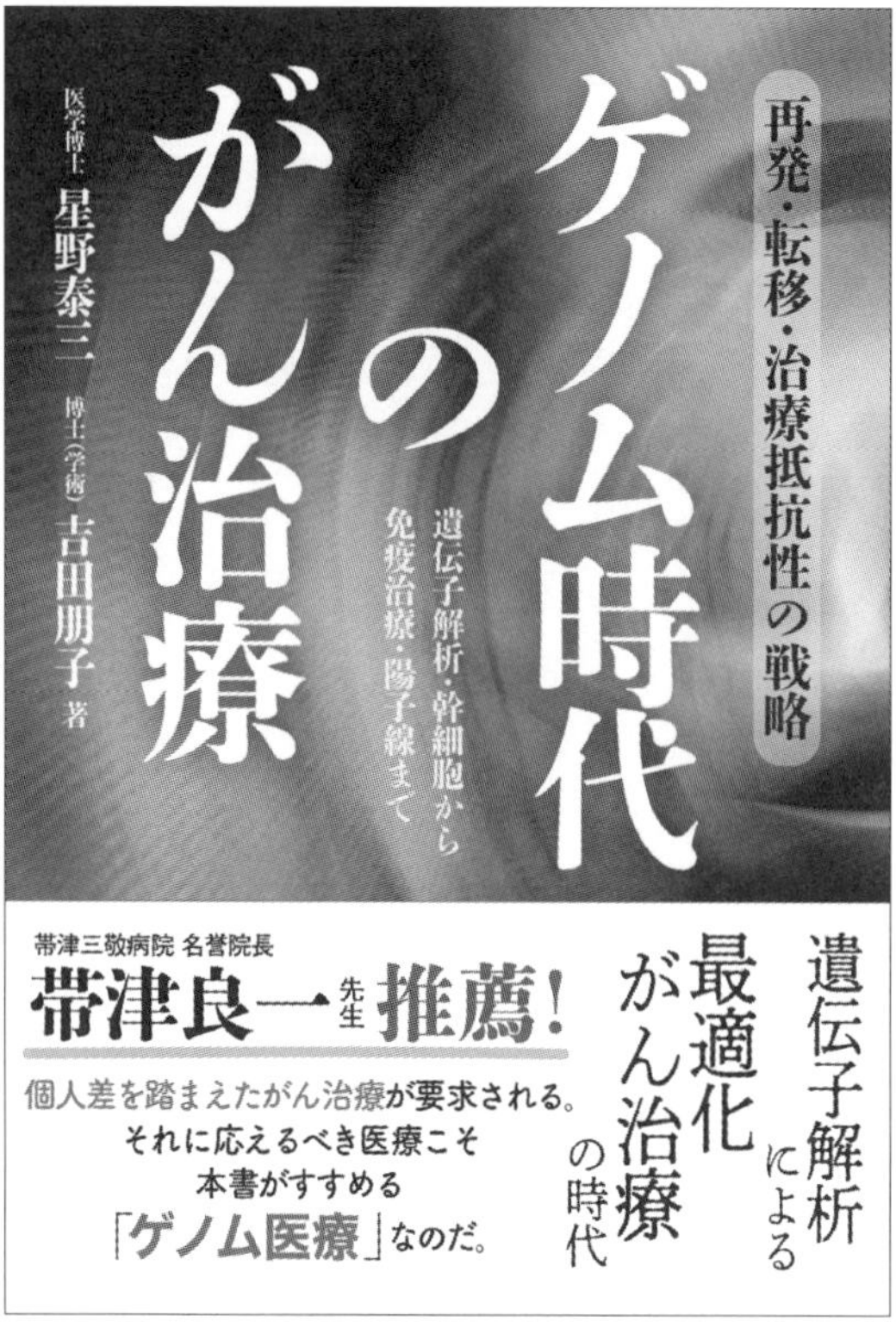

ゲノム時代のがん治療

星野泰三・著

遺伝子情報による治療精度の向上。血液で検査するリキッドバイオプシー。シャープな治療で副作用も軽減し、十分な社会生活を叶える…遺伝子解析による最適化がん治療の時代。

定価：本体 1200 円＋税

四六判・ソフトカバー・160 頁

ISBN:978-4-8109-1331-6

星野泰三の既刊本

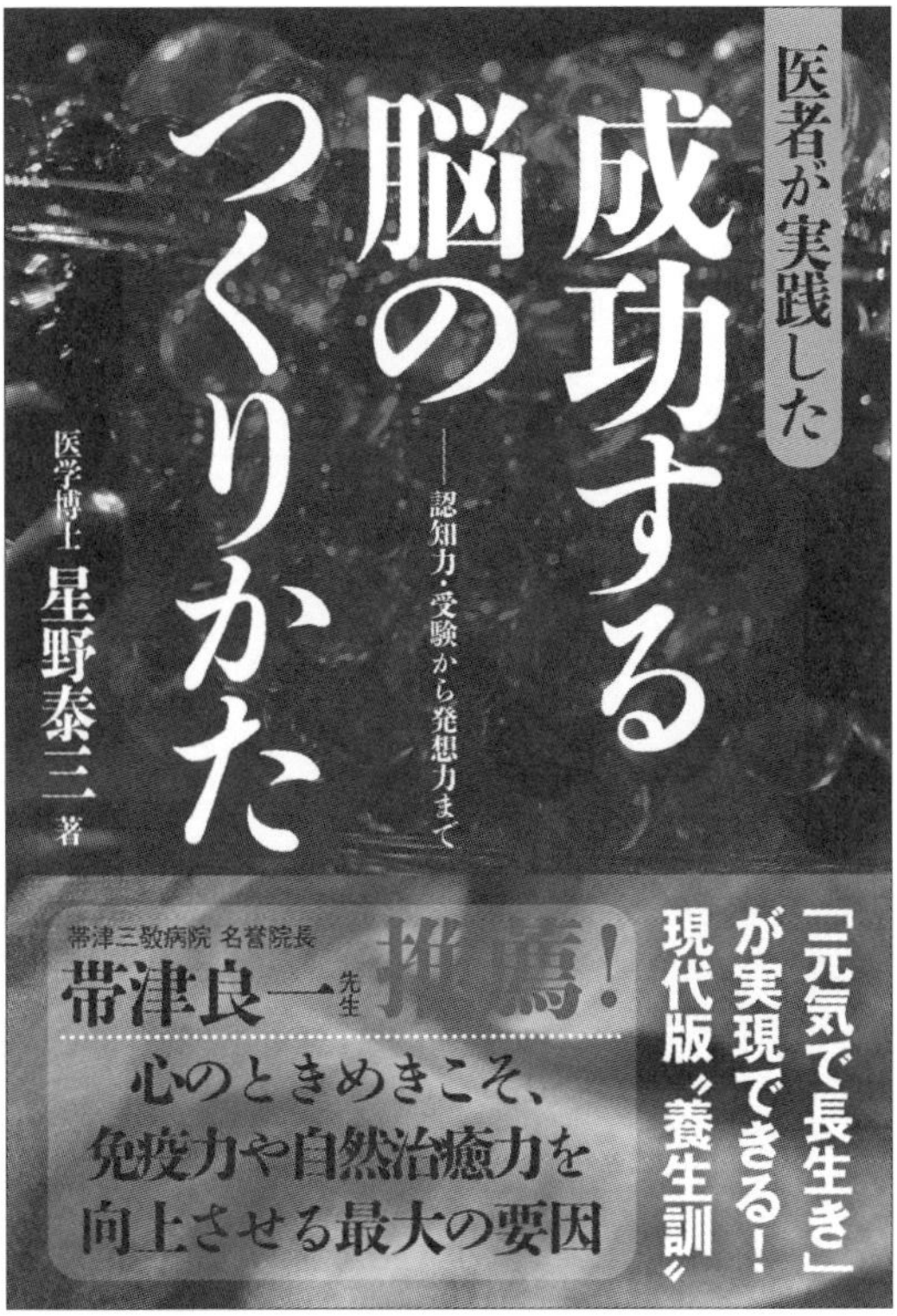

成功する脳のつくりかた

星野泰三・著

人生の明暗を分けるのは、才能か、努力か、はたまた運か。否、その答えは「脳」にあった！　もう疲れない、ストレスがたまらない。いつでもフル回転、ポジティブに長生き！

定価：本体 1300 円＋税

四六判・ソフトカバー・224 頁

ISBN:978-4-8109-1318-7

新説《しんせつ》・臓器再生《ぞうきさいせい》
幹細胞《かんさいぼう》を活《い》かす　アノ手《て》・コノ手《て》・身近《みぢか》な手《て》

2020 年 7 月 9 日　第 1 刷

定　　　価：本体 1,200 円＋税
著　　　者：星野泰三
発　行　所：株式会社 青月社
　　　　　〒 101-0032　東京都千代田区岩本町 3-2-1 共同ビル 8 階
　　　　　電話　03-6679-3496　FAX 03-5833-8664
　　　　　http://www.seigetsusha.co.jp/
制 作 協 力：株式会社レクスプレス
印 刷 ・ 製 本：株式会社シナノ

ISBN978-4-8109-1337-8